Stephanie Faber

Handbuch für junge Mädchen

Kosmetik zum Selbermachen - Frisuren - Mode

WILHELM HEYNE VERLAG
MÜNCHEN

HEYNE RATGEBER
08/9096

Genehmigte Taschenbuchausgabe
Printed in Germany 1987
Die Originalausgabe erschien unter dem Titel:
Ratgeber für Mädchen
Illustrationen von Beate Mair
Umschlagfoto: Sigi Bumm, Studioh!, München
Umschlaggestaltung: Atelier Ingrid Schütz, München
Gesamtherstellung: Presse-Druck Augsburg

ISBN 3-453-41748-8

Inhalt

1
Das Mädchen auf dem Bild und warum ich dieses Buch geschrieben habe

Es begann mit einer sonderbaren Geschichte in den letzten Sommerferien. Damals kam Lisa zu mir. Sie war fünfzehn Jahre alt, blond, groß, dünn und flapsig. Lisa hatte Probleme, mit der Schule, mit ihren Eltern, mit ihren Freunden, mit sich selbst. Wie unglücklich sie war, das sah man ihr sogar äußerlich an. Obwohl es ein brütendheißer Sommer war, trug sie stets dicke braune Cordhosen, dazu einen dunkelgrauen Pullover, Halbstiefel und manchmal sogar einen Wollschal. Ihre Schultern hingen traurig herunter, und ihre Augen waren meist zu Boden gerichtet. Sie sprach leise und mit langen Pausen, ihre Stimme hatte keine hohen oder tiefen Töne, kein Fragezeichen, kein Ausrufungszeichen, kein Punkt war zu hören. Lisa litt an Lustlosigkeit, und sie konnte sich zu nichts aufraffen. Sie wollte weder zum Schwimmen an den See noch in die Berge zum Wandern, sie hatte keine Freude am Garten, an Unterhaltung oder an Musik. Nur die Haustiere interessierten Lisa. Sie spielte stundenlang mit unserem Hund, sie liebkoste die Katzen und fütterte die Kühe. Ich war ziemlich ratlos. Wie sollten wir die Sommerferien gemeinsam verbringen, wenn sich Lisas Stimmung nicht besserte? Ich wollte ihr helfen, aber dazu mußten wir erst einmal ins Gespräch kommen. Das war gar nicht so leicht, denn auf meine Fragen hatte Lisa Antworten, mit denen ich wenig anfangen konnte und die unsere Gespräche schnell beendeten. Das hörte sich ungefähr so an:

»Hast du keine Lust, deinen Badeanzug anzuziehen, um dich in die Sonne zu legen?«

»Nein«, sagte Lisa bestimmt.

»Warum nicht? Es ist schönes Wetter, und du könntest ein wenig braun werden«, meinte ich. Wir hatten etwa 30 Grad im Schatten, und Lisa saß mit dikken Cordhosen und Wollpullover bekleidet im Haus.

»Ich kann Sonne nicht leiden, sie sticht mir in die Augen, und außerdem mag ich meinen Badeanzug nicht.«

»Nach den Ferien, wenn du in die Schule zurückkommst«, gab ich ihr zu bedenken, »möchtest du doch so aussehen, als hättest du Ferien gehabt. Niemand wird dir glauben, daß du die Ferien auf einem Bauernhof verbracht hast, wenn du so bleich und kränklich aussiehst.«

»Es ist mir egal, was die anderen denken«, sagte Lisa und wikkelte ihren Wollschal fester um den Hals, »in der Schule läuft sowieso nichts mehr.«

»Was bedeutet das, ›es läuft nichts mehr‹?« fragte ich sie. »Läufst du nicht mehr, laufen die anderen nicht mehr, laufen deine Lehrer nicht mehr? Wer oder was läuft nicht mehr?«

»Schulmäßig läuft nichts mehr«, sagte Lisa.

Ich wollte gerne herausfinden, was Lisa damit meinte. »Wenn du nicht mehr laufen willst, heißt das sicher nicht, daß die ganze Schule nicht mehr läuft. Vielleicht solltest du laufen lernen, dann läuft ›schulmäßig‹ auch was. Es liegt vielleicht an dir, daß nichts mehr läuft.«

»Irgendwie schon«, räumte Lisa ein, »aber es interessiert mich nicht mehr. Irgendwie ist nur noch Frust in meiner Klasse, und ich kann das nicht ändern.«

»Wenn du es nicht ändern willst, Lisa, wer soll es dann ändern?«

Das war der Schlüsselsatz für alle unsere weiteren Gespräche. Lisa wollte nichts ändern, die anderen sollten es tun. Die Eltern, die Schule, die Mitschüler, die Freunde, die Lehrer, vielleicht der liebe Gott. Alle waren nach Lisas Meinung an ihrem düsteren Bild von der Welt schuld. Sie wich dem Gespräch mit ihren Eltern aus, von ihnen fühlte sie sich verplant, von der Schule permanent bedroht, von ihrer Umgebung falsch beurteilt. Sie verschloß sich immer mehr, sie gab es auf, ihre Freunde zu treffen, an sportlichen Ereignissen teilzunehmen, und sie fühlte sich immer elender und einsamer. Sie litt an sich selbst. Und ich litt mit ihr, weil ich nicht wußte, wie ich ihr helfen sollte, gegen ihre Lustlosigkeit anzukämpfen.

Aber dann geschah etwas Merkwürdiges in diesen Sommerferien, und plötzlich wußten wir alle, daß Lisa herauswollte aus ihrem traurigen Versteck. Es ergab sich ganz von selbst. Wir bekamen Besuch auf dem Bauernhof, eine amerikanische Malerin. Caroline erschien mit ihrer Staffelei und einem Koffer voll Farben, mit großen Zeichen-

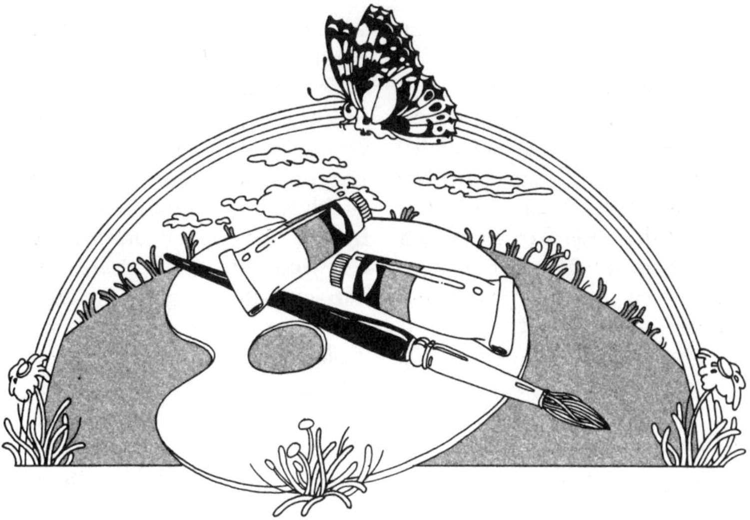

blocks und diversen Pinseln. Schon früh am Morgen saß sie auf ihrem Hocker in der Wiese, malte den Sonnenaufgang über den Bergen, die taubedeckten Wiesen, die Sommerblumen, die Haustiere. Lisa beobachtete Caroline fasziniert, sie konnte es kaum glauben, wie man mit soviel Liebe und Ausdauer bei der Arbeit sein konnte. Carolines Malausrüstung, die schön gespitzten Bleistifte, die feinen Pinsel, die duftenden Ölfarben, alle Dinge nahm sie in die Hand und betrachtete sie voll Interesse.

Und schließlich war es dann soweit; Caroline zeigte ihr, wie man mit Farben und Pinseln umgehen mußte. Lisa begann zu malen. Weil sie die Sonne nicht sehen wollte, blieb sie im Haus, bekleidet mit ihren dicken Cordhosen und dem grauen Pullover. Lisa war auf der Suche nach Motiven für ihre Bilder. Wir unterhielten uns darüber, daß alle großen Maler Selbstporträts gemalt haben, und Caroline versuchte Lisa den Unterschied zwischen einem Selbstporträt und einer Fotografie zu erklären: Die Kamera zeige den Menschen so, wie er wirklich aussieht, und im Selbstporträt zeige der Maler, wie er sich selbst sieht. Lisa war sofort angetan von diesem Gedanken und wollte ihr Selbstporträt so malen, sich selbst so darstellen, wie sie sich sah. Sie machte sich gleich an die Arbeit, holte ihren Zeichenblock und fertigte die ersten Skizzen.

Ich sah das Bild schon vor meinem geistigen Auge: Lisa in ihren dicken Hosen und dem Pullover, mit oder vielleicht auch ohne Schal, mit herabhängenden Schultern und traurigem Gesichtsausdruck. Ein einziges Bild des Jammers, in Grau oder Dunkelbeige, ohne Sonne, ohne Licht.

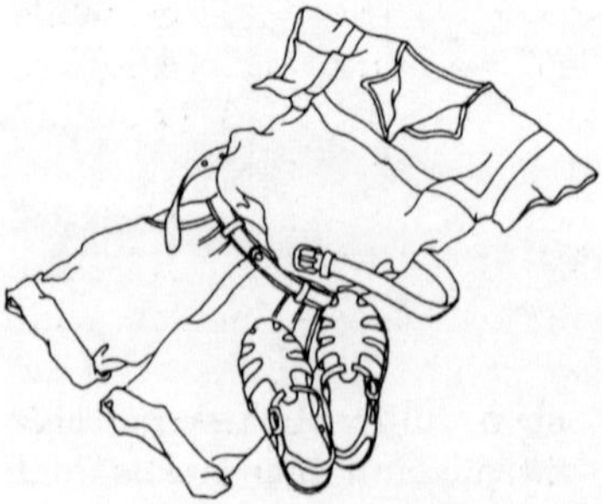

Aber es kam ganz anders. Lisa hatte den ganzen Tag in ihrem Zimmer an dem Bild gearbeitet, und am Abend vor dem Essen wollte sie es uns zeigen, obwohl es noch nicht fertig war. Lisa kam ins Zimmer und trug das Bild vor sich her. Wir hatten ihr Abbild erwartet, doch was auf diesem Bild zu sehen war, hatte nicht die entfernteste Ähnlichkeit mit der Lisa, die vor uns stand. Wir sahen ein Mädchen, das inmitten einer blühenden Sommerwiese auf dem Rücken lag und lachte. Das blonde Haar zerfloß zwischen dem Gras, und neben der Figur schlief friedlich eine Katze. Das Mädchen trug zitronengelbe Shorts und ein gemustertes Hemdchen, um den Hals eine dünne Goldkette. Die leuchtenden Blütenköpfe schienen sich dem Mädchen zuzuneigen, als betrachteten sie es mit Wohlgefallen. Es war ein fröhliches und sonnendurchflutetes Bild, friedliche Eintracht herrschte zwischen dem Mädchen und der Natur, alles auf diesem Bild war harmonisch.

Noch immer stand Lisa vor uns, mit dem Bild in den Händen. Unsere Begeisterung über Lisas Bild war wirklich groß, und vor lauter Ahs und Ohs vergaßen wir, daß es Lisas Selbstporträt war. Das Mädchen auf dem Bild gefiel uns, und niemand wollte Lisa sagen, daß es überhaupt keine Ähnlichkeit mit ihr hatte. Doch dann gab Lisa selbst ihre Erklärung ab. Sie meinte, wenn die großen Maler aller Zeiten sich so porträtiert hätten, wie sie sich selbst sahen, dann habe das für sie noch eine andere Bedeutung. Man könne sich selbst auch so malen, wie man sich gerne sehen möchte, und nicht, wie man wirklich aussieht. Wenn man sich so darstellen wolle, wie man wirklich aussieht, so meinte sie, dann solle man sich nur im Spiegel fotografieren. Aber die Idee, die man von sich selbst habe, müsse nicht unbedingt mit dem wirklichen Äußeren übereinstimmen.

Nun war es also gesagt und gemalt. Lisa hatte sich selbst und uns gezeigt, wie sie sein und wie sie aussehen wollte. Auf dem Bild schien ihr die Sonne mitten ins Gesicht, und die Augen taten ihr nicht weh. Sie trug Sommerkleidung und sie fror nicht. Sie hatte die Blumen naturgetreu gemalt, also hatte sie die Blumen auch wirklich angesehen.

An diesem Abend konnte ich lange nicht einschlafen. Lisa hatte mir gezeigt, wie ich ihr helfen konnte, und ich verstand ihr Bild wie ein Signal. Sie selbst konnte aus eigener Kraft die lustlose, traurige Lisa nicht loswerden und gegen eine fröhliche eintauschen, sie brauchte meine Hilfe dazu. Ich wußte, daß kein Mensch sein Leben von einem Tag auf den nächsten ändern kann, aber man kann an einem Tag im Leben anfangen, alles anders zu machen. Man muß es nur tun und von seiner Idee überzeugt sein. Ich wünschte mir, daß der nächste Tag dieser Tag sein werde, wenn Lisa nur wollte.

Und der nächste Tag war dieser Tag, an dem alles anders wurde. Beim Frühstück sagte ich zu Lisa, wie gut mir ihre gelben Shorts auf dem Bild gefielen und ob sie nicht solche Shorts haben wolle, mit einem passenden Hemd dazu. Sie meinte, sie möchte das gerne, aber sozusagen nur als Verkleidung, um so ähnlich auszusehen wie auf ihrem Bild; in Wirklichkeit würde sie nichts anderes haben wollen als ihre Cordsamthosen und den grauen Wollpullover. Ich fand die Idee sehr lustig, ein Spiel daraus zu machen, bei dem sich Lisa verkleidete wie ein Mensch, der in Wahrheit in einem Bild lebt. Und auch Lisa fand Spaß an unserem Spiel. Die Verkäuferinnen in den Geschäften müssen uns für verrrückt gehalten haben, wenn wir davon sprachen, »ob das Mädchen auf dem Bild« wohl lieber gestreifte oder einfarbige Bikinis anziehen würde oder ob sie im Sommer lieber in Hosen oder in Röcken ginge. »Das Mädchen auf dem Bild«, die leibhaftige Lisa, trug jetzt bunte Riemchensandalen statt Halbstiefel, T-Shirts statt Winterpullovern, Sommerbermudas statt trübfarbener Cordhosen.

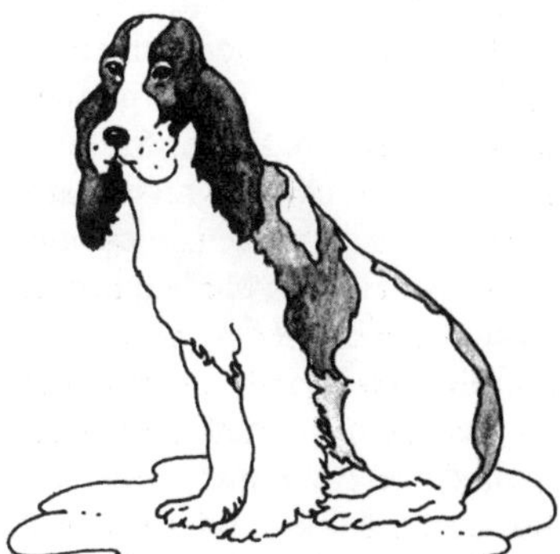

Wie es das Mädchen auf dem Bild getan hätte, gingen wir schwimmen, machten Picknicks auf der Waldwiese, sammelten Pilze und bastelten eine Pflanzenpresse, wir fuhren mit dem Fahrrad von Dorf zu Dorf, kletterten in den Bergen und legten ein ›Erlebnistagebuch‹ an. Da wir viel in der Sonne waren, bekam Lisa eine leichte Bräune und helleres Haar und ein paar Sommersprossen auf der Nase. Es war wie ein schöner Traum.

Bald gingen die Ferien ihrem Ende zu. Je näher der Schulbeginn rückte, desto mehr verdüsterte sich Lisas Stimmung. Sie wollte nicht mehr an ihre alte Umgebung denken. »In meiner Klasse«, sagte sie, »kann ich nicht mehr das Mädchen auf dem Bild sein. Das ging nur in den Ferien. In meiner Klasse muß ich so sein, wie ich immer war, sonst machen sie mich fertig. Sie kennen mich nur in meinen Cordhosen und im Winterpullover, sie würden mich auslachen, wenn sie mich in meinen neuen Kleidern sähen. Sie werden mich wieder in meine alte Rolle zurückdrängen, weil der, der so ist, auch so bleiben muß.«

Ich wußte, Lisa sagte die Wahrheit. Ich erinnerte mich an meine eigene Schulzeit, wo es genauso gewesen war. Es gab die Starken und die Schwachen, und wenn man zu den Schwachen gehörte, hatte man keine Chance, unter die Starken zu kommen. Lisa gehörte zu den Schwachen. Wenn sie weiterkommen wollte, wenn sie die traurige, verhaßte Rolle aufgeben wollte, dann ging das niemals in ihrer alten Umgebung. Lisa wußte selbst am besten, was zu tun war. Sie wollte die Schule wechseln, und ihre Eltern waren damit einverstanden. Lisa hatte nun die Chance, in einer neuen Schule einer neuen Klasse eine neue Lisa vorzustellen. Es war wie ein Wunder für sie.

Seit einem Jahr ist Lisa in der neuen Schule, und mehr und mehr gleicht sie dem Mädchen auf dem Bild. Sie hat es nicht aufgegeben, an unseren Traum vom Sommer und an ihr neues Ich zu glauben. Sie hat viel dafür getan. Und sie hat gelernt, die Lösung ihrer Probleme nicht allein von anderen zu erwarten, sondern selbst etwas dazu zu tun. Statt sich in Diskussionen über das Problem ihrer Lustlosigkeit zu ergehen, ist sie aktiv geworden und fühlt sich nicht mehr als Spielball ihrer Stimmungen. Sie wird nicht mehr sagen: »Es läuft nichts«, weil sie selbst dafür sorgt, daß ›etwas läuft‹, zu Hause und in der Schule. Sie hat ihre Freude am Sport entdeckt, spielt Basketball in ihrer Schulmannschaft, sie erweist sich als Skitalent, sie hat eine

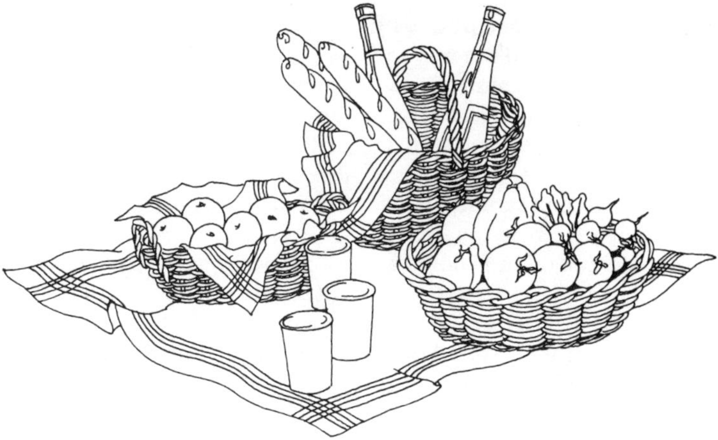

kleine Clique, mit der sie regelmäßig malt, sie besucht einen Abendkurs für Konditorei, weil sie für ihre Einladungen gerne kunstvoll bäckt, und in diesen Sommerferien fährt sie mit Schulfreunden in eine Töpferschule nach Südfrankreich.

Nach Lisas glücklicher Wandlung im letzten Sommer habe ich die Mädchen in ihrem Alter mit anderen Augen gesehen. Ich glaube, viele haben ›das Mädchen auf dem Bild‹ in ihrer Fantasie, ein Bild, das sie nicht verwirklichen können. Eine Vorstellung von sich selbst, die mit der Wirklichkeit nicht übereinstimmen will. An Lisas Beispiel kann man sehen, wie die innere Stimmung eines Menschen sich auf sein Äußeres überträgt. Lisas herabhängende Schultern drückten ihre Niedergeschlagenheit aus, ihr auf den Boden gerichteter Blick zeigte, wie wenig sie interessiert war an dem, was um sie herum geschah. Ihre trübdunkle Kleidung, ihre Abneigung gegen Farben und gegen die Sonne spiegelten ihre innere traurige Seelenlandschaft wider. Sie fühlte sich in ihrer Haut überhaupt nicht wohl. Unser Spiel mit dem Mädchen auf dem Bild schuf eine Verkleidung für sie, eine Maskerade, die ihr half, in eine andere Rolle zu schlüpfen; sie wollte ausprobieren, wie es sich in dieser Rolle leben läßt. Es war ein geglücktes Spiel, denn Lisa liebte ihr neues Ich und konnte es mit Leben füllen, bis es keine Rolle mehr war. Ihre innere Befreiung hilft ihr, auch im Umgang mit anderen freier zu sein. Und ihr neues Lebensgefühl kommt auch in ihrem veränderten Äußeren zum Ausdruck. Ihr freundliches, natürliches Aussehen bewirkt, daß man ihr auch freundlich und natürlich entgegenkommt. Diese Erfahrung ist neu für sie, denn in ihrer früheren, traurigen Aufmachung wirkte sie auf andere automatisch unfreundlich und trist. Ihr neues inneres und äußeres Ich beginnen nun übereinzustimmen.

Man kann sich selbst im Spiegel betrachten und dabei etwas sehen, das andere nicht sehen können. Wie man sein äußeres Ich beurteilt, das hängt ganz von der eigenen Sicht ab. Im Spiegel mag man sich vielleicht schöner sehen, als man in Wirklichkeit ist, oder häßlicher. Man kann auch ein bestimmtes Schönheitsideal vor sich haben, das man intensiv kopiert, und im Spiegel beobachtet man die Fortschritte, die man bei der Annäherung an dieses Ideal macht, ohne sich selbst zu sehen. Übereinstimmung mit dem Spiegelbild und der Person, die davor steht, entwickelt sich dann, wenn wir das geistige Bild, das wir von uns selbst haben, auf unser Äußeres so übertragen, daß die Harmonie für uns und für andere sichtbar und spürbar ist.

Sich wohl zu fühlen und gut auszusehen, Selbstvertrauen zu haben und mit seiner Umwelt gut zurechtzukommen, schöpferisch statt lustlos zu sein – all das sind Fähigkeiten, die man erlernen kann, wenn man aufgeschlossen ist und die guten Fähigkeiten nicht hinter einem Berg von Mißmut, Vorurteil, Minderwertigkeitsgefühl und Angst versperrt. Der innere und der äußere Mensch sind nicht voneinander zu trennen. Und wer mit sich selbst unzufrieden ist, weil er spürt, nicht das Beste aus sich zu machen, der sollte ganz schnell damit anfangen, etwas zu ändern.

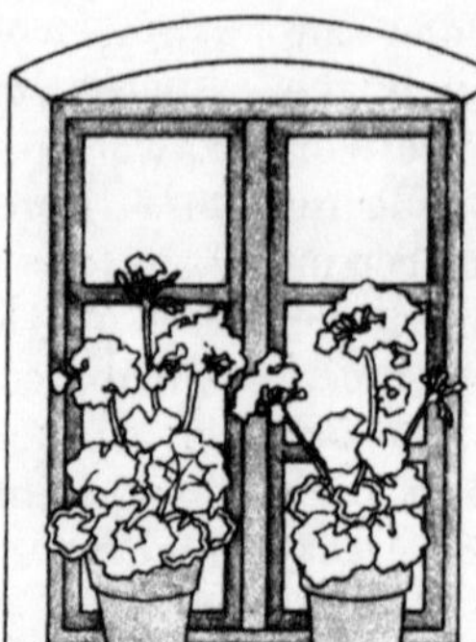

2
Sehen lernen

Die Sprache der Augen verstehen wir instinktiv. Die Augensprache müssen wir nicht erlernen, wir sprechen sie von Kindheit an. Im Blick der Mutter sieht das Baby Zärtlichkeit und Liebe. Im Blick des andern sucht der erwachsene Mensch nach dem Widerschein von Empfindungen, von unausgesprochenen Worten. Der Ausdruck der Augen hat gleichsam die Wirkung eines Senders von Gefühlen. Freude und Zuneigung, Ablehnung, Zweifel, Erstaunen, Zurechtweisung. Es ist eine reiche Abstufung von Wahrnehmungen, die uns die Augensprache vermittelt.

Die Faszination mancher Menschen besteht in ihrer Fähigkeit, über die Augensprache als Mittel großer Anziehungskraft zu verfügen. Die Augensprache wird im Gespräch zur Untermalung des gesprochenen Wortes: Das Lachen wird erst fröhlich, wenn die Augen vor Vergnügen blitzen; die Trauer zeigt erst durch einen tränenverschleierten Blick das Traurigsein. Auch im Schweigen ›senden‹ die Augen, und nicht alle Menschen, die gut sprechen können, sind auch fähig, gut zu schweigen. Die innere Anteilnahme am Gespräch vermittelt uns der Blick desjenigen, der schweigend zuhört.

Die Möglichkeiten des Sehens sind unbegrenzt. Unsere Augen sind die Fenster zum Leben. Von Kindheit an haben wir gelernt, unsere Beobachtungsfähigkeit zu schulen. Wir können das Gesehene darstellen, durch Zeichnen und Malen, durch Skizzieren von Landschaften, Personen, Tieren und Vorgängen. Wenn aber beispielsweise zehn Personen dasselbe Motiv malen, kommt nicht zehnmal das gleiche Bild dabei heraus. Es werden zehn verschiedene Bilder sein, und jedes Bild wird die individuelle Handschrift seines Schöpfers tragen. Über die bloße Wahrnehmung eines Gegenstandes hinaus wird das Sehen zum Zusammenspiel von Auge, Geist und Psyche. Sehen ist eine Möglichkeit des Denkens. Es kann geschult oder vernachlässigt werden. Es heißt, niemand ist so blind wie die, die nicht sehen wollen. Das wäre die einfachste Beschreibung für jemand, der nicht sehen kann, weil er nicht sehen will, dem es an der Fähigkeit mangelt, bestimmte Dinge geistig in sich aufzunehmen. Zwischen ihm und der Welt ist ein Schleier, der ihn blind macht. In der nächsten Kategorie müßte man denjenigen suchen, der infolge seiner Fähigkeit zu sehen etwas erlebt. Er lebt das Gesehene in sich hinein, er verwandelt es durch seinen Geist und ist in der Lage, in seinen Handlungen das Gesehene darzustellen. Das Sehen wird zu einem inneren, kreativen Vorgang.

Sehen kannst du lernen. Auch Einbildungskraft, Vorstellungsvermögen, Fantasie und Gedächtnis spielen bei der Zusammenarbeit zwischen Auge, Geist und Psyche eine wichtige Rolle. Es wäre also falsch, das Auge nur als Organ zu betrachten, das sozusagen im Alleingang wie eine Kamera arbeitet. Über die Netzhaut empfängt das Auge physikalische Reize und wandelt sie in Nervenströme um, die an das Gehirn weitergeleitet werden. Sehen ist eben nicht nur eine rein optische Angelegenheit, es muß vielmehr aus der physikalischen Erregung eine bewußte Empfindung folgen. Dies geschieht jedoch nicht im Auge, und wie man sieht und was man sieht, muß man täglich weiterentwickeln.

Da ist einmal die Beobachtung eines Gegenstandes, das genaue Ansehen von Form, Farbe, Umfang. Eine sachliche Betrachtung, im Gegensatz zum unwillkürlichen Anschauen der Dinge, eine Art des absichtslosen, unbewußten Sehens, während die Gedanken ganz woanders sind. Was siehst du auf deinem täglichen Schulweg? Das Sehen und Reagieren im Stadtverkehr erfordert von dir eine andere Art der Aufmerksamkeit als das Sehen und die Wahrnehmung einer Pflanze, eines Waldwegs. In einer schönen Landschaft, deren Anblick dich erfreut, genießen deine Sinne den Wechsel von Licht, Farbe und Geruch, von Erde, Hölzern, Blumen. Die Stimmung der Landschaft wird in deine Welt der Empfindung aufgenommen, wenn du es zuläßt. Das ist etwas anderes als das Sehen, wo es nur auf die genaue Bildbetrachtung ankommt. Es kann der logisch Denkende blind sein, und der augendenkende Mensch kann seine eigene Ästhetik des Sehens entwickeln.

Unsere Augen werden ständig von Reizen überflutet. Sie zeichnen nicht nur eine unendliche Vielzahl von Bildern und Bewe-

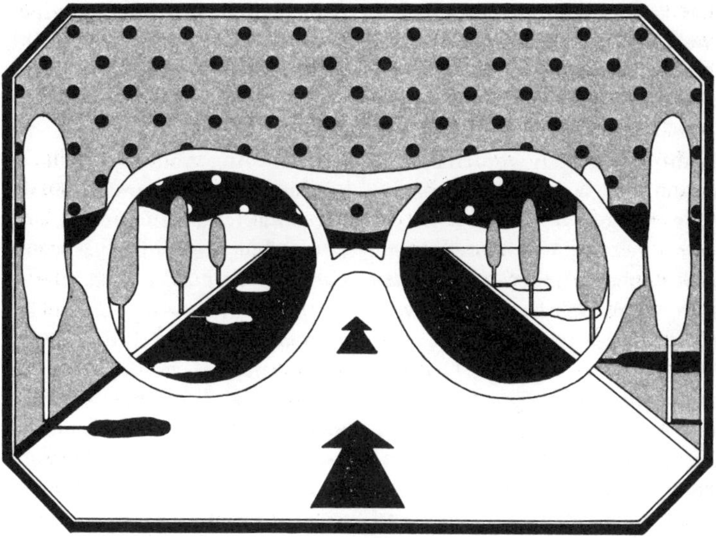

gungen auf, sie werden darüber hinaus auch noch strapaziert, etwa durch das gedankenlose Glotzen auf den Bildschirm. Durch das endlose Abrollenlassen perspektivisch flacher Bilder, die unser natürliches Sehen beeinträchtigen, setzen wir die Augen und den Geist gezielter Mißhandlung aus. Das Auge und auch die Fähigkeit der Beobachtung werden überreizt und abgestumpft. Unser Sehvermögen und unsere Wahrnehmungsfähigkeit werden nicht geschärft, sondern eingeschränkt.

Jeder Mensch will seine Individualität entfalten. Er sieht sich als Individuum in der Gesellschaft, als Einzelmensch in der Masse. Seine Fähigkeit, sich selbst und andere Menschen zu beobachten, seine eigenen Gefühle zu erkennen und beschreiben zu können, seine Stimmungen und Vorstellungen anderen Menschen zu vermitteln, verlangt nach Lebendigkeit des Sehens. Auch die Fähigkeit des Einfühlens in die Gedankenwelt seiner Freunde, eines Buches oder eines Bildes hängt von der Vitalität der eigenen Vorstellungskraft ab. Die Kreativität des Sehens ist erlernbar.

Du kannst dich Tag für Tag darin üben. Du machst Beobachtungen und Entdeckungen, du denkst über dich selbst nach, über deine Freunde, deine Familie oder bestimmte Erlebnisse und Ereignisse, die dich beschäftigen. Die täglichen Wahrnehmungen, auf dem Schulweg, in der Straßenbahn, in der Schule und zu Hause, sind keine stummen Kulissen. Die täglichen Wahrnehmungen werden erst in deinem Kopf zum Erlebnismoment.

In gewissen Darstellungen und Beobachtungen von Künstlern, von Schriftstellern, von Malern oder in der Musik sind Stimmungen, Ideen, Gefühle zum Ausdruck gebracht. Wenn wir Musik hören, lesen, Bilder ansehen, berührt uns die Gedankenwelt des Künstlers. Unser Gefühl identifiziert sich mit seinen Beobachtungen, seiner Grundstimmung, seinen Ideen. Wir stehen nicht stumpf und unangerührt da, wenn ein Gefühl zum Ausdruck gebracht wird, das wir in uns kennen, oder wiedererkennen oder das neu für uns ist, aber nicht fremd. Stumpf und unanrührbar werden wir nur, wenn wir zu sehen verlernen. Je mehr man die eigene Fähigkeit zu kreativem Sehen schult, desto stärker wird die Sensibilität gegenüber den eigenen Ideen.

Unsere Schule für kreatives Sehen wird nicht nach Noten bewertet und nur du selbst wirst feststellen müssen, welche Fortschritte du damit machst. Lege dir ein Tagebuch an, ein Notizheft für deine Gedanken. Versuche täglich mindestens einen Gedanken, eine Idee, ein Gefühl, einen besonderen Eindruck oder einen Traum darin festzuhalten. Was auch immer du erlebst, wird in dem Augenblick, wo du es niederschreibst, zum Erlebnis, denn während du schreibst, ordnen sich deine Gedanken, deine Gefühle, und dadurch gelingt es dir, sie der Vergessenheit zu entziehen. Schreibe keine hilflosen Sätze im Stil von ›Du-weißt-schon-was-ich-meine‹. Versuche lieber, dich verständlich auszudrücken, und wenn es dir nicht gleich gelingt, dann schreibe es noch einmal, bis du dich mit dem Geschriebenen identifizieren kannst. Du wirst sehr bald merken, daß, je länger und intensiver du dich darum bemühst, dein Interesse an allen Dingen wächst, die um dich herum geschehen.

Nicht nur die Sprache hilft uns, das Sehen zu sensibilisieren. Auch durch Zeichnen und Malen, durch Skizzieren und spontanes Festhalten von Eindrücken geben wir unseren Gedanken und dem, was wir fühlen, eine Form, die eigene Form. Versuche zum Beispiel herauszufinden, wie gut oder wie schlecht du Dinge in deiner nächsten Umgebung angesehen hast. Etwa der Blick aus dem Fenster, von deinem Schulzimmer aus oder von deinem Zimmer zu Hause. Nimm einen Zeichenblock und zeichne diesen Blick aus dem Fenster aus dem Gedächtnis nach. Was hast du gesehen, und was hast du nicht gesehen? Wenn du eine Blume aus deinem Garten malst, wirst du sehen, wie viele Farbschattierungen, die du bisher nie gesehen hast, ihre Blätter haben. Deine Augen werden sich daran gewöhnen, viele Nuancierungen von Farben zu erkennen. Dein Empfindungsvermögen für Farben, Formen und Stimmungen wird nicht mehr versperrt sein.

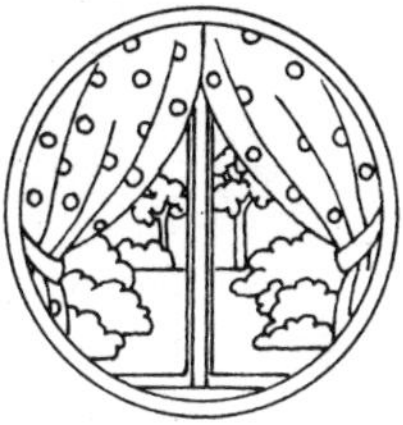

Gegen die Trägheit der Fantasie

Bevor ich an diesem Buch zu arbeiten begann, stellte ich einen Fragebogen zusammen, den ich mehreren Mädchen zwischen fünfzehn und sechzehn Jahren zum Ausfüllen gab. Ich wollte herausfinden, welche Themen in diesem Alter von besonderem Interesse sind; eine meiner Fragen lautete: »Was ist dein Hobby?« Als die Fragebögen beantwortet zurückkamen, wurde mir bald klar, daß die Antwort auf diese Frage viel über die Persönlichkeit der Mädchen aussagte. Zwei der Mädchen gaben im Vergleich zu allen anderen untypische Antworten, und ich besuchte die beiden deshalb zu Hause. Simone hatte als Antwort auf die Frage nach ihrem Hobby kurz und bündig nur ›Disko‹ geschrieben. Julia hatte geantwortet: ›Meine Bäume‹.

In Simones Zimmer sah es aus wie in einer Diskothek. Es gab eine Stereoanlage, Tonbänder, Kopfhörer und Plattenspieler. An den Wänden hingen Plakate und Fotos ihrer Lieblingsstars, auf dem Boden stapelten sich Schallplatten. Während wir uns unterhielten, schob Simone immer wieder neue Tonbänder in ihren Kassettenrecorder und klopfte mit Händen und Füßen den Takt der Musik mit. »Was war gemeint mit ›Disko‹?« wollte ich wissen. Und Simone erzählte mir, Musik bedeute ihr alles. Jede Minute Freizeit verbringe sie damit, ihre Schallplatten zu hören, und mindestens einmal in der Woche gehe sie zum Tanzen in die Diskothek. Ich hatte geglaubt, Simones Begeisterung für Musik hätte sie schon auf den Gedanken gebracht, selbst Musik zu machen, ein Instrument zu lernen, in einer Band mitzuspielen. Sie hätte es schon einmal mit Klavierspielen versucht, aber ›die ewigen Tonleitern‹ hätten sie dann gelangweilt. Sie wollte gleich von Anfang an so gut sein wie ihre Stars, aber die geringste Mühe auf dem Weg zu eigener Kreativität hatte sie kapitulieren lassen.

Später besuchte ich Julia und ihre Bäumchen. Ich wollte gerne wissen, was sie mit ihrer Antwort auf meine Frage meinte. Julias Zimmer sah aus wie das Gewächshaus einer Baumschule. Schon vor Jahren hatte sie begonnen, die Samen von Bäumen zu sammeln und zu Hause auszusäen. Von Ferienreisen brachte sie seltene Samen mit, in ihrem Zimmer wuchsen kleine Pinien und Zypressen, Eichen und Kastanien, sattgrüne Avocadobäume und blühende Zitronenbäumchen. Julias Bäumchen wurden mit viel Liebe behandelt, die Blätter besprüht und gewaschen, die Erde gelockert und herabhängende Zweige hochgebunden. Sie hatte einen sicheren Instinkt dafür, welche Behandlung die Pflanzen von ihr wollten, und ich konnte fühlen, daß unter ihrer Obhut jeder Samen, den sie mitbrachte, zu Hause gedieh.

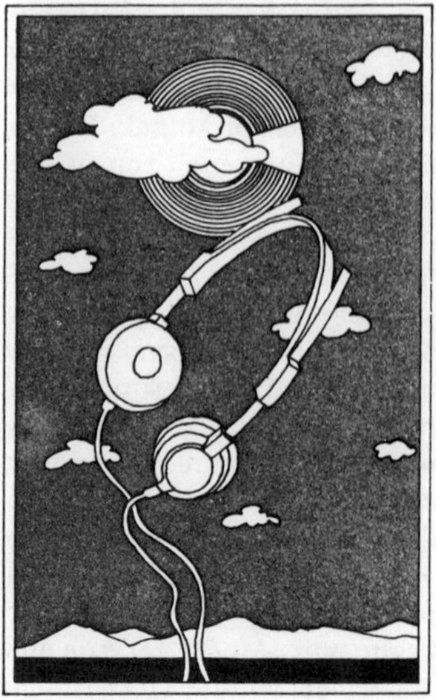

Doch nun zurück zu meinem Thema Fantasie oder Fantasielosigkeit, das ich mit den Beispielen von Simone und Julia erklären will. Was ist los mit Simone? Sie geht zwar auf in Musik, aber sie selbst kann keine Musik machen. Sie gebraucht Musik wie eine Droge, eine Droge für Leben, für Vitalität, ein schnell wirkendes Mittel gegen Lustlosigkeit und Depression, gegen Langeweile und Faulheit. In der Diskothek fühlt sie sich am Leben, ohne Musik fühlt sie sich leer und unbelebt. Es fehlt bei ihr nur ein kleiner Schritt zu eigener Kreativität, das leidenschaftliche Gefühl für Musik umzusetzen und selbst Interpretin und nicht nur Musikkonsumentin zu sein. Es ist vielleicht dieses berauschende Unwirklichkeitsgefühl, das Simone beim Anhören von Musik erfaßt und das sie gleichzeitig hindert, selbst etwas ›Unwirkliches‹ zu tun. Es fehlt ihr der Mut für die eigene Fantasie, sie hat nur Mut für die Fantasie anderer. Simone bleibt hinter ihren eigenen Möglichkeiten zurück.

Im Gegensatz zu Simone ist Julia nicht Konsumentin, sondern Schöpferin von Ideen. Ihre Fantasie hat einen Weg gefunden, die geliebten Pflanzen nicht nur zu betrachten wie bewundernswerte Objekte der Natur. Sie hat sich selbst in eine Beziehung zu den Pflanzen gesetzt. Sie legt den Samen in die Erde und nimmt Anteil am Wachstum der Pflanzen, durch ihre Hand läuft das Leben der Pflanzen.

Im Vergleich zu Simone wirkt Julia viel aufgeschlossener und beweglicher. Ich hatte das Gefühl, als ob sich Simone mit ihrer Musik vor der Welt verschlösse und Julia eine Tür zu ihrer Umwelt öffnete. Während Simone nur ihre Musik kennt, ist Julia noch mit anderen Din-

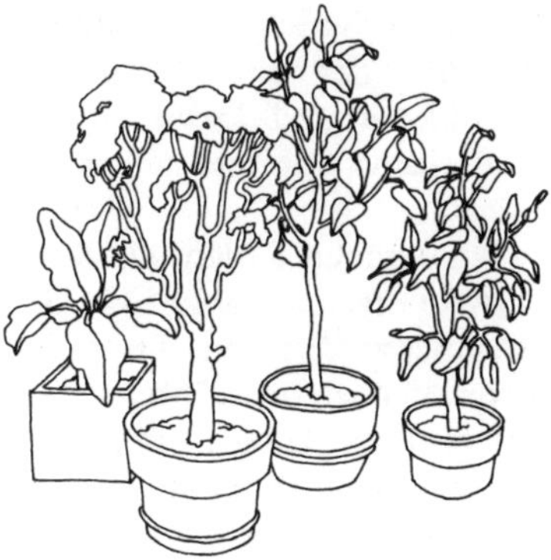

gen beschäftigt. Sie malt, strickt, treibt Sport, sie kocht gerne und hat einen großen Freundeskreis. Sie ist aktiv, Simone ist passiv.

Jeder von uns trägt in sich die schöpferischen Kräfte der Fantasie. Aber die meisten passen sich der allgemeinen Entwicklung an, sie leiten nichts Neues ein, und ihre ziellose Trägheit führt sie nicht an die Quelle ihrer individuellen Kreativität. Aber die schöpferische Kraft wird nicht dadurch erschlossen, daß man sich einer von anderen eingeleiteten Bewegung anschließt. Mitlaufen und gedankenloses Kopieren verhindern geradezu die schöpferische Entwicklung des einzelnen. Nur wer die Ideen, die er von sich selbst hat, mutig wahr macht, ebnet sich seinen Weg zu schöpferischer Entfaltung. Vielen fehlt der Glaube an die eigene Kraft. Sie sehen sich mit den Augen der anderen und spielen die Rolle, die man ihnen zugedacht hat. Sie hören auf die Stimmen der anderen, auf Lehrer, Eltern und Freunde, aber ihre eigene Stimme suchen sie nicht.

Wir können lernen, die Kraft unserer eigenen Fantasie in Bewegung zu bringen. Etwa dadurch, daß wir unser Interesse an bestimmten Dingen über das bloße Betrachten hinaus berechtigen, einen größeren Raum in unserem Leben einzunehmen als bisher. Vielleicht weißt du ganz spontan, ohne lange darüber nachzudenken, welche Dinge dich besonders interessieren. Überlege dir, ob du nicht mehr daraus machen kannst. Vielleicht hast du bisher noch keine Idee, was für dich eine fantasieanregende Betätigung sein könnte. Denke darüber nach und schreibe dir jeden Tag deine Gedanken dazu auf. Langsam werden dir deine Beobachtungen auf die Spur helfen. Was wir suchen, ist kein Hobby nach Vorlage. Mit Vorlage meine ich nicht Unterricht. Wenn du zum Beispiel ein Instrument lernen willst, brauchst du jemand, der dir zeigt, wie es geht. Wer gerne malt, wird wissen wollen, wie Farben gemischt, wie Perspektiven gezeichnet werden und wie man mit Pinseln umgeht oder Bilder rahmt, wie man Porzellan bemalt oder Ton. Wenn du gerne modellierst, wirst du dich über die Verarbeitung unterschiedlicher Materialien informieren wollen, wer sich für Bildhauerei interessiert, will lernen, wie man schnitzt oder meißelt. Wer gerne stickt oder strickt, muß sich Kenntnisse über Stiche und Strickmuster aneignen, bevor er sich an den Entwurf von eigenen Stickbildern oder Strickideen macht. Und wer Kochen zur kreativen Kunst erheben will, wird sich zuerst mit den Grundkenntnissen der Küche befassen, bevor er eine neue Speise kreiert.

Studien, die uns zur Kreativität anregen, werden wir als mühelos empfinden, wenn wir Spaß an unserer Tätigkeit haben. Je anregender unsere Beschäftigung ist, desto explosiver werden unsere schöpferischen Ideen, denn unsere Fantasie ist geweckt. Der Lerneifer, den manche Lehrer sich vergeblich von ihren Schülern wünschen, erwächst von selbst, wenn man sich für eine Sache wirklich interessiert und mehr darüber erfahren will.

3
Selbstsicherheit üben

Wir leben in einer Zeit, in der die Schönheitsideale hauptsächlich durch Werbung für Mode und Kosmetika vermittelt werden. Das schöne Mädchen von heute ist groß und langbeinig, blonde Locken rieseln über die Schultern, sie hat eine makellose Haut, sie trägt die teuersten Kleider und fährt ein rasantes Auto, sie ist sexy, und die Männer verrenken sich fast den Hals, wenn sie erscheint. Sie hat außerdem einen schwerreichen Vater und ist Erbin eines Riesenvermögens, ihre Mutter ist ebenfalls eine berühmte Schönheit und spielt in der Gesellschaft eine wichtige Rolle.

Diesen atemberaubenden Bericht hast du gerade in den Gesellschaftsnachrichten einer Illustrierten gelesen. Und nun schaust du in den Spiegel und vergleichst dein Aussehen mit dem dieses Mädchens. Im Vergleich zu ihr empfindest du dich als ein Bild des Jammers. Pickel sprießen auf deiner Stirn, wenn du lächelst, glitzert die Zahnspange auf, du findest dich zu klein, zu dick oder zu dünn, und dein Riesenvermögen besteht aus dem Taschengeld, das dir deine Eltern jede Woche geben. Deine Idealvorstellung von Schönheit und dein Selbstbild klaffen auseinander. Bei nicht genügend selbstsicheren Menschen ist diese Konfrontation mit dem Idealbild von Schönheit und Reichtum ein weiterer Grund, den bereits vorhandenen Berg von Minderwertigkeitsgefühlen noch weiter anzuhäufen. Ein unsicherer Mensch übt erbarmungslos Selbstkritik, obwohl er gar keinen Grund hat, in ständiger Geringschätzung seiner selbst zu leben. Seine falsche Selbsteinschätzung führt ihn dazu, sich zwar fortwährend zu kritisieren, nicht aber wirklich Forderungen an sich zu stellen, und aus Angst, etwas falsch zu machen, tut er lieber gar nichts.

Mit dem Idealbild von Schönheit konfrontiert, wird ein selbstsicheres Mädchen nicht vor ihrem Spiegelbild verzwei-

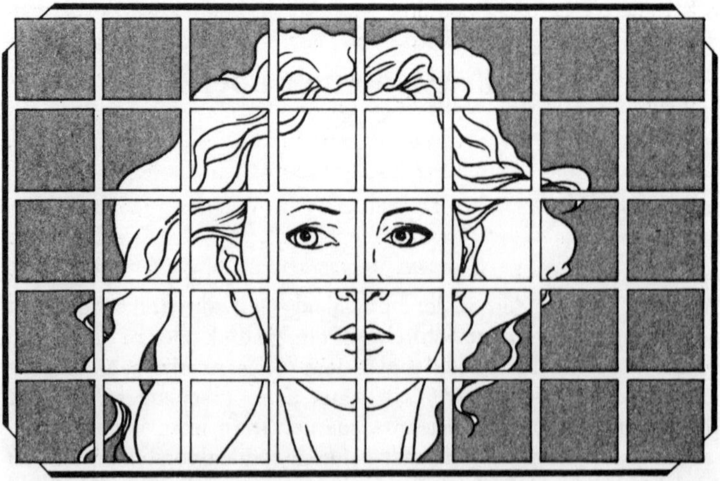

feln. Sie wird ihr Aussehen weniger hart beurteilen als ein unsicherer Mensch und sich überlegen, wie sie das Beste aus sich machen kann, ohne unerfüllbare Forderungen an sich zu stellen. Ist sie zu dick, wird sie versuchen herauszufinden, weshalb sie zuviel ißt. Sind ihre Beine zu kurz, wird sie sich informieren, was sie anziehen könnte, um die Beine optisch länger erscheinen zu lassen. Hat sie Pickel auf der Stirn, wird sie nach einem Mittel suchen, die Pickel loszuwerden. Wenn sie eine Zahnspange trägt, freut sie sich schon jetzt über die schönen Zähne, die sie haben wird, wenn sie die Zahnspange nicht mehr braucht. Wenn ihre Eltern ihr nicht soviel Taschengeld geben können oder wollen, wie sie möchte, schaut sie sich nach einem Job um und verdient das fehlende Geld dazu.

Selbstsicheres Verhalten kann jeder Mensch lernen. Die Voraussetzung dafür ist zunächst einmal die Erkenntnis, daß die abwertende Meinung von sich selbst, die falsche Schüchternheit und Kontaktarmut nur Schwierigkeiten bereiten, daß Störungen des Selbstwertgefühls viele Fehleinstellungen und Fehlhandlungen nach sich ziehen. Das Psychotherapeuten-Ehepaar Rita und Rüdiger Ullrich hat in einem dreibändigen Trainingsprogramm Übungen zur Erlangung von Selbstvertrauen zusammengetragen. Hier einige Ratschläge.

- Kritisiere dich nicht ständig! Wenn du immer nur an dir herumnörgelst, begibst du dich seelisch immer weiter ins Abseits.
- Lobe dich häufiger! Stärke deine Selbstsicherheit, indem du dir manchmal lobend auf die Schulter klopfst!
- Verlange nicht zuviel von dir! Wenn du unerfüllbare Forderungen an dich stellst, bleiben die Erfolgserlebnisse aus.
- Versuche gleichgültiger zu werden! Die Angst vor großen ›Ereignissen‹ macht nur noch unsicherer. Schraube die Ansprüche an dich nicht zu hoch und sage lieber gleich: »Es ist kein Unglück, wenn ich versage.« Damit verbesserst du deine Chancen, das Beste aus einer Sache zu machen.
- Sprich mit klarer und deutlicher Stimme und sprich nicht zu leise. Genuschel wird überhört.
- Wenn du von dir sprichst, sage ohne Bedenken »ich«. Viele Unsichere sagen statt ich »man« und »jemand«, so als würden sie nicht über die eigene Person sprechen, sondern über deren Schatten.
- Schaue den Leuten, mit denen du dich unterhältst, ins Gesicht und nicht an die Decke. Beim Sprechen ständig den Kopf zu verdrehen, um dem Blick des Gegenübers auszuweichen, ist ein Zeichen von Unsicherheit.
- Erlaube dir, Fehler zu machen, und sprich offen mit deinen Freunden oder deinen Eltern darüber.
- Laufe nicht immer mit so todernstem Gesicht herum, als laste das gesamte Gewicht der Welt auf deinen Schultern. Übe dich im Lächeln und im Lachen. Der positive Ausdruck deines Gesichts wird auch positive Reaktionen bei deinen Mitmenschen hervorrufen. Du sendest freundliches Verhalten aus und empfängst freundliche Reaktionen, die dein Selbstwertgefühl verbessern.
- Lerne, nein zu sagen. Wenn dir zum Beispiel die Verkäuferin in einem Geschäft etwas aufschwatzen will, was du gar nicht haben möchtest. Oder wenn du etwa umtauschen willst. Bist du schon weit genug mit dem Training der Selbstsicherheit, wirst du lächelnd erklären können, weshalb du diese oder jene Sache nicht haben willst.
- Halte keine Reden, sondern rede. Wer sich noch nicht so selbstsicher fühlt, unterhält sich besser mit einer oder zwei Personen, statt vor einer größeren Gruppe eine Ansprache zu halten.

4
Hautprobleme und wie man sie behandelt

Wie entsteht unreine Haut?

Es gehört zu den Funktionen der Haut, sich von innen heraus ständig zu erneuern und Zellen an die oberste Hautschicht abzugeben. Bei der normalen Haut wird von den Talgdrüsen eine bestimmte Menge Fett an die Hautoberfläche weitergeleitet. Produzieren die Drüsen übermäßig viel Talg, kommt es am Porenausgang zu einem Stau. Die Porenausgänge verstopfen sich, und es bilden sich Mitesser, die an der Hautoberfläche als dunkle Punkte zu erkennen sind. Die Haut ist fett und unrein. Obwohl die Ausführungsgänge der Poren verstopft sind, produzieren die Drüsen weiterhin Talg, und hinter den Mitessern entstehen im umliegenden Gewebe Entzündungen, die sich an der Hautoberfläche als Pickel zeigen. Die fette Haut ist meist schlecht durchblutet und neigt aufgrund ihrer übermäßigen Fettabsonderung auch zu erweiterten Poren. Die Überproduktion von Talg kann erblich bedingt sein, aber sie kann auch durch die Umstellung des Hormonhaushalts hervorgerufen werden. Erst mit dem Ende der Pubertät normalisiert sich der Stoffwechsel der Hautzellen.

Fette und unreine Haut ist für viele Mädchen und Jungen ein großes Problem. Wahrscheinlich ist es kaum ein Trost zu wissen, daß die fette Haut gegen Elastizitätsverlust besser gewappnet ist als die normale Haut und aus diesem Grund weniger schnell altert. Wer also in der Jugend unter unreiner und fetter Haut leiden mußte, bekommt dafür erst viel später Falten. Bei der Entstehung der unreinen Haut spielt nicht nur die Pubertät mit ihren seelischen und körperlichen Umstellungen eine wichtige Rolle. Vorübergehende Hautunreinheiten können auch bei Überforderung in der Schule oder im Beruf auftreten, bei gespannten häuslichen Verhältnissen, bei Prüfungsangst und Konfliktsituationen oder durch klimatische Veränderungen und Verdauungsprobleme.

Was ist sauber, was ist keimfrei?

Bei der Pflege und der Behandlung unreiner Haut ist immer wieder von der ›äußersten Reinlichkeit‹ die Rede, und hier besteht, glaube ich, eine Unklarheit, was unter ›sauber‹ eigentlich zu verstehen ist. Sauberkeit bedeutet nicht, die unreine Haut häufig mit desinfizierendem Gesichtswasser oder intensiven Seifenwaschungen zu traktieren. Selbst nach einer normalen Gesichtswäsche ist die Haut noch immer Träger zahlreicher Keime. Manche davon sind immer vorhanden und bilden die natürliche Bakterienflora der Haut, die sogenannte Standflora. Andere Bakterien gelangen aus der Luft oder durch den Kontakt mit keimhaltigen Gegenständen auf die Haut. Die immer vorhandene natürliche Bakterienflora der Haut aber macht es den neuankommenden Keimen schwer, sich auf der Haut niederzulassen, und die gesunde Haut ist in der Lage, die fremden Keime abzuwehren oder sogar aktiv zu vernichten. Dabei wirkt der sogenannte Säuremantel der Haut als stabiles Abwehrsystem. Als Säuremantel der Haut bezeichnet man die Zusammensetzung von verschiedenen Substanzen auf der Haut, ein Gemisch von Fettsäuren, wasser- und fettlöslichen Stoffen, die aus der Sekretion von Talg und Schweiß sowie Hornlamellen der Haut ent-

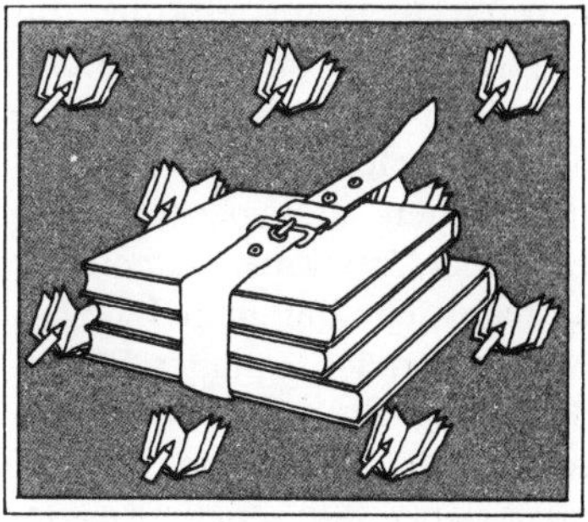

standen sind. Sauer nennt man diesen Schutzmantel, weil sein chemischer Meßwert, der sogenannte ph-Wert, im sauren Bereich liegt, und schützend nennt man ihn, weil er, durch sein saures Milieu bedingt, die Wachstumschancen von Bakterien und Krankheitserregern mindern kann. Bakterien und Keime brauchen zum Leben und zur Fortentwicklung Kohlendioxyd, und je saurer der Nährboden ist, desto weniger Kohlendioxyd ist vorhanden. Bei großer Hitze zum Beispiel haben Bakterien die besten Wachstumschancen, aber bei hoher Temperatur entsteht auch durch die natürliche Schweißbildung auf der Haut ein stark saures Milieu, mit dem die Haut aktiv gegen Bakterien ankämpft.

Wissenswertes über die Pflege unreiner Haut

Um unreine Haut wirkungsvoll zu pflegen und damit eine sichtbare Verbesserung des Hautbildes zu erreichen, muß man die natürlichen biologischen Vorgänge der Haut unterstützen und darf sie nicht angreifen. Und das bedeutet in der täglichen Pflege: Schonung des Hautsäuremantels und die Vermeidung von anorganischen Stoffen in Kosmetika.

An einem Beispiel will ich dir erklären, was damit gemeint ist. Würdest du täglich das Gesicht mit stark desinfizierenden Mitteln abreiben, dann wären natürliche biologische Vorgänge auf der Haut gestört. Dies geschieht aber nicht nur durch stark alkoholische Gesichtswässer, sondern auch durch die unkontrollierbaren Nebenwirkungen von stark konservierten kosmetischen Mitteln. Die antibakteriellen und antimikrobiellen Konservierungsstoffe vernichten nicht nur Bakterien und Keime in einer Hautcreme, sie greifen auch die gesunde natürliche Bakterienflora der Haut an und stören die mikrobielle Ökologie der Haut. Diese Störung bewirkt, daß sich nach der Anwendung einer stark konservierten Creme bis zur Wiederherstellung des natürlichen Gleichgewichts auf der Haut Fremdkeime aller Art an der Hautoberfläche festsetzen können. Stark konserviert sind Hautcremes und Milchen, die über einen langen Zeitraum hinweg in den Geschäften gelagert werden, bevor sie zum Verbraucher kommen.

Für die Pflege unreiner Haut eignen sich also frisch zubereitete Kosmetika aus natürlichen Stoffen besser. Bei der Zubereitung von Naturkosmetik nimmt man prinzipiell nur reine Pflanzenöle. Sie sind dem natürlichen Hautfett ähnlich und können sich auf der Haut mit ihm verbinden. Leider wird man naturreine Pflanzenöle in den üblichen Fertigprodukten nur spurenweise finden, während sie bei den selbstgemachten Kosmetika den Hauptanteil des Inhalts ausmachen. Bei der industriellen Fertigung werden gewöhnlich die preiswerten Mineralöle, Vaselin und Mineralwachse verwendet. Im Gegensatz zu den pflanzlichen Ölen sind die anorganischen Mineralöle jedoch keine biologischen Einheiten, selbst wenn man versucht, sie mit Extrakten aus Naturprodukten anzureichern. Sie sind hautfremd und hautunfreundlich, sie können sich nicht mit dem natürlichen Hautfett verbinden und bleiben als fremde Schicht auf der Haut stehen. Und genau hier liegt das Problem, denn die Schwierigkeit der unreinen Haut besteht in der übermäßigen Talgproduktion und der Verstopfung der Porenausgänge. Deshalb kommt es bei der Anwendung von Hautcremes ganz besonders darauf an, die Poren nicht noch mehr zu verkleben, als sie es ohnehin schon sind, und deshalb legt man keine hautfremde Schicht auf die Poren, sondern eine hautfreundliche, und das heißt immer eine natürliche, hautähnliche.

Soll man Mitesser und Pickel entfernen?

Was immer auch die Ursache für unreine Haut ist, niemals darfst du dich dazu verleiten lassen, an entzündeten, geröteten oder eitrigen Stellen der Haut herumzudrücken. Selbst harmlose Unreinheiten werden sich dadurch entzünden, man kann das Gewebe verletzen, was dann Narben hinterläßt. Keimfreie Finger gibt es nicht, und wenn man die Mitesser selbst entfernen will, darf das niemals mit den Fingernägeln geschehen, sonst sind weitere Entzündungen geradezu unvermeidlich. Bei der Kosmetikerin kannst du die Mitesser fachgerecht entfernen lassen. Wenn du es selbst machen willst, sind zuvor alle Vorsichtsmaßnahmen der Hygiene zu treffen. Zuerst wird die Haut durch ein Gesichtsdampfbad erweicht. Dazu hältst du das Gesicht einige Minuten über schwach kochendes Wasser, dem wenig Kamillenblüten zugesetzt wurden. Damit kein Dampf entweichen kann, legst du dir ein Frotteehandtuch zeltartig um den Kopf. Nach dem Gesichtsdampf umwickelt man die beiden Zeigefinger mit weichen Kosmetikpapiertüchern. Im Vergrößerungsspiegel siehst du, ob der Mitesser wirklich so nah an der Hautoberfläche sitzt, daß er sich durch einen leichten Druck der beiden Zeigefinger ausdrücken läßt. Auf gar keinen Fall darf man die Haut dabei quetschen und den Mitesser mit Gewalt herauspressen. Nachdem der Mitesser entfent ist, betupft man die Hautstelle mit etwas Kampferspiritus, um sie gut zu desinfizieren. Kampferspiritus gibt es in jeder Apotheke. Wie gesagt, diese Methode der Entfernung von Hautunreinheiten gilt nur für Mitesser. Entzündete Pickel darf man nicht anrühren.

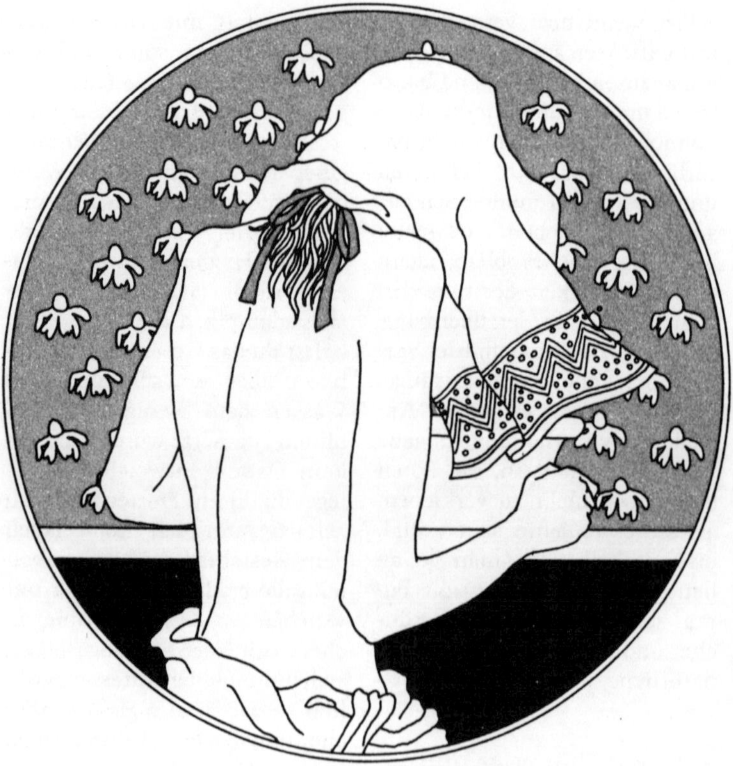

Was tun gegen Akne?

Hauptsitz der Akne sind die talgdrüsenreichen Zonen des Gesichts, Stirn, Nase, Wangen und Kinn. In schweren Fällen erstreckt sich die Akne über das ganze Gesicht, über Hals, Rükken und Oberarme. Man unterscheidet zwei verschiedene Erscheinungsphasen der Akne. Die erste erkennt man an der Bildung einer Vielzahl von Mitessern, und die zweite Phase ist durch die entzündliche und eitrige Entwicklung der Hautunreinheiten gekennzeichnet. Wenn also trotz großer Sauberkeit und regelmäßiger Pflege ein Mitesser neben dem anderen auftaucht, wenn entzündliche Pickel auf Stirn und Wangen dazukommen, dann kann dies bereits Akne sein. Sie kann sehr früh auftreten, sogar schon im Alter von acht Jahren. Oft passiert es, daß vor allen anderen Pubertätserscheinungen die Pikkel auftreten und sich unter Umständen unnötig stark entwikkeln, wenn man nichts dagegen unternimmt.

Akne bekommt man nicht, weil man zu viele Süßigkeiten ißt und fettes Fleisch bevorzugt oder weil man sich ›schlechten Gedanken‹ hingibt, wie man früher meinte. Die Akne erscheint fast immer in Zusammenhang mit den Hormonschwankungen während der Pubertät. Die Akne ist jedoch kein Zeichen dafür, daß der Körper zuviel Hormone produziert. Das Auftreten der Akne zeigt vielmehr eine erbmäßig bedingte Empfindlichkeit der Haut gegenüber den im Blut zirkulierenden Hormonen. Auch entwickelt sich in der Pubertät der Hauttyp, und es zeigt sich, ob die Haut fett und grobporig oder feinporig und trockener wird.

Akne ist nicht einfach unreine Haut. Akne ist eine Erkrankung der Haut, die vom Arzt behandelt werden muß. Wenn man an Akne leidet, geht man zu einem guten Hautarzt und nicht in den Kosmetiksalon. Häufig wird die Akne-Behandlung des Arztes mit einer kosmetischen Behandlung kombiniert, wobei die vom Arzt verschriebenen Heil- und Pflegemittel durch die Kosmetikerin angewendet werden. In vielen Hautkliniken finden Akne-Sprechstunden statt, wo du dich informieren und beraten lassen kannst. Wenn auch das Auftreten der Akne hauptsächlich erblich bedingt ist, so gibt es doch verschiedene Möglichkeiten, die übermäßige Talgsekretion erfolgreich zu behandeln.

Die bisher erfolgreichste medizinische Behandlungsmethode der Akne ist die mit Vitamin-A-Säure. Die Methode ist nicht ganz leicht durchzuführen, und sie verlangt auch vom Facharzt Übung und Fingerspitzengefühl, deshalb sollte man sie nur von einem erfahrenen Arzt durchführen lassen. Die Behandlung mit Vitamin-A-Säure ist in den letzten zehn Jahren immer wieder in Verruf geraten, weil sich Ärzte daran versucht hatten, denen es an Erfahrung im Umgang damit fehlte. Bei der Anwendung von Vitamin-A-Säure werden vom Arzt das Gesicht und die von Akne befallenen Hautstellen so behandelt, daß sich die oberste Hautschicht abschuppt und schält. Es entsteht eine starke Hautrötung, als hätte man sich einen Sonnenbrand geholt. Das Problem der unreinen Haut und der Akne-Haut besteht vor allem darin, daß die Talgdrüsen übermäßig Fett produzieren, obwohl die Porenausgänge bereits verstopft und entzündet sind. Die Vitamin-A-Säure öffnet die Ausführungsgänge der Poren, dringt in sie ein und bewirkt ihre

Entleerung. Die Geschicklichkeit des Arztes besteht auch darin, die richtige Dosierung für den einzelnen Akne-Patienten zu finden und ihn in den rund sechs Wochen – so lange rechnet man mit der Dauer der Behandlung – richtig zu beraten. Spricht man auf die Behandlung gut an, öffnen sich die Porenausgänge, und die Haut ist übersät mit reifen und aufgeplatzten Pickeln und bietet vorübergehend einen wenig schönen Anblick. Außerdem ist die Haut etwa sechs Wochen lang gerötet. Für diese Zeit bekommt der Akne-Patient vom Arzt zahlreiche Vorschriften, an die er sich streng halten muß. Die Haut darf nur mit Wasser gereinigt werden, und man lernt, die Vitamin-A-Säure selbst auf das Gesicht aufzutragen, wobei die Dosierung vom Arzt festgelegt wird. Eine der wichtigsten Regeln ist die Reinlichkeit. Wäsche und Handtücher müssen täglich gewechselt werden, und niemals darf man an den entzündeten Hautstellen herumdrücken.

Als weitere Hilfe bei der Akne-Behandlung gilt die innerliche Behandlung mit Antibiotika, wobei hauptsächlich das Tetracylin angewendet wird. Manche Ärzte befürworten in schweren Akne-Fällen eine dreimonatige kombinierte Behandlung mit Vitamin-A-Säure und Tetracylin. Außerdem haben sich auch der Einsatz von Hormongaben und die Einnahme der Antibabypille bewährt. Aber die Anwendungsmöglichkeiten bei jungen Mädchen sind begrenzt, weil das hormonelle Gleichgewicht erst von selbst zu einem gewissen Reifestadium gelangt sein muß, bevor man mit Antibabypille oder anderen Hormondosierungen eingreifen kann.

5
Pflegeprogramm für fette und unreine Haut

Das Gesichtsdampfbad

Die gründliche Reinigung der Haut ist sehr wichtig für die Klärung des Hautbildes, aber die Reinheit der Haut wird nicht allein durch sorgfältiges Waschen erreicht. Unreine, verstopfte Poren lassen sich nicht durch Reinigungsmittel entfernen. Nur die feuchte Wärme des Gesichtsdampfbades kann die Poren öffnen und den Talgabfluß erleichtern.

Was die Haut während des Gesichtsdampfbades alles herausschwitzt, kannst du sehen, wenn du nachher mit einem Papiertüchlein das dampfnasse Gesicht abtupfst. Selbst bei vorausgegangener Hautwäsche wird sich das Papiertüchlein noch dunkel färben.

Das Dampfbad sollte man dem Gesicht einmal in der Woche gönnen, weil nur die regelmäßige Anwendung zu einer wirklichen Verbesserung der Haut führen kann. Hauptbestandteil des Gesichtsdampfbades sind bestimmte Heilkräuter, die sich zur Pflege fetter, unreiner und großporiger Haut besonders gut eignen. Die klärende Wirkung der Heilpflanzen reinigt nicht nur die Poren, sondern sie heilt auch Entzündungen und regt die Hautdurchblutung an.

So wird das Gesichtsdampfbad vorbereitet

Zuerst suchst du dir unter den Kräuterzusätzen die Heilpflanze aus, die sich am besten zur Bekämpfung deines Hautproblems eignet. Wer die Kräuter nicht selbst sammelt, bekommt sie getrocknet im Reformhaus oder in der Apotheke.

Eine Handvoll Kräuter überbrühst du mit 1 Liter kochendem Wasser. Keinesfalls dürfen die Kräuter gekocht werden, da sie sonst an wertvoller Heilkraft verlieren. Nun beugst du dich mit dem Gesicht tief über den dampfenden Topf und breitest ein Handtuch wie ein Zelt über

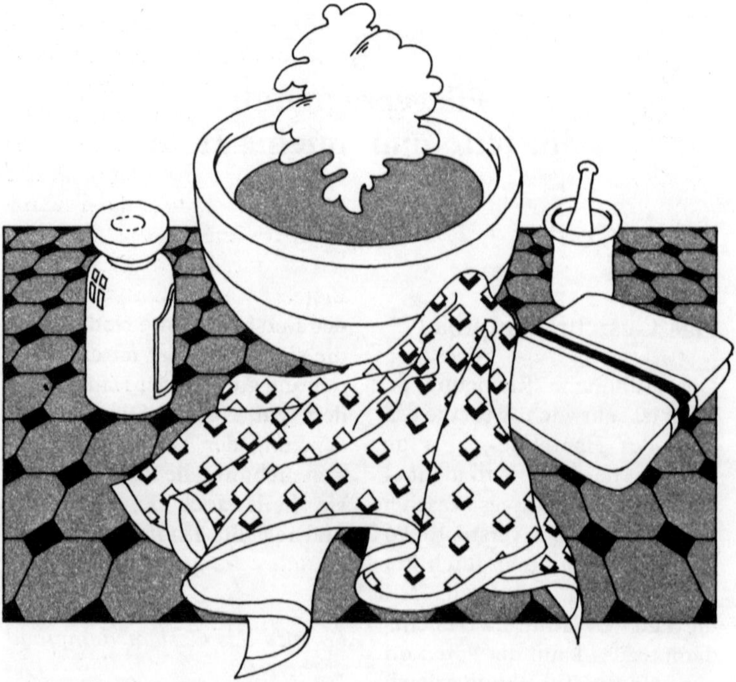

den Kopf, damit kein Dampf entweicht. Unter diesem Zelt schwitzt du etwa 8 bis 10 Minuten. Wenn in dieser Zeit das Dampfbad abkühlt, kannst du es nochmals leicht erwärmen. Nach dem Gesichtsdampfbad tupfst du das Gesicht mit einem weichen Papiertüchlein ab. Nach dem Dampfbad sind die Poren geöffnet und rein, und die Haut ist ideal vorbereitet, um eine Gesichtsmaske gegen unreine Haut aufzunehmen. Wenn du dazu keine Zeit hast, tupfst du das Gesicht mit Hamameliswasser ab. Du kannst es in jeder Apotheke kaufen, und es sollte immer im Haus sein, wenn die Haut fett, unrein und großporig ist. Als Gesichtswasser wirkt es porenverengend, erfrischend und heilend, und du kannst es jeden Tag nach der Hautreinigung verwenden.

Die Kräuterzusätze

Huflattich

Die Blüten und Blätter des Huflattichs gehören zu den besten Pflegemitteln bei unreiner Haut. Sie enthalten pflanzlichen Schleim, Gerbstoff, Kalzium

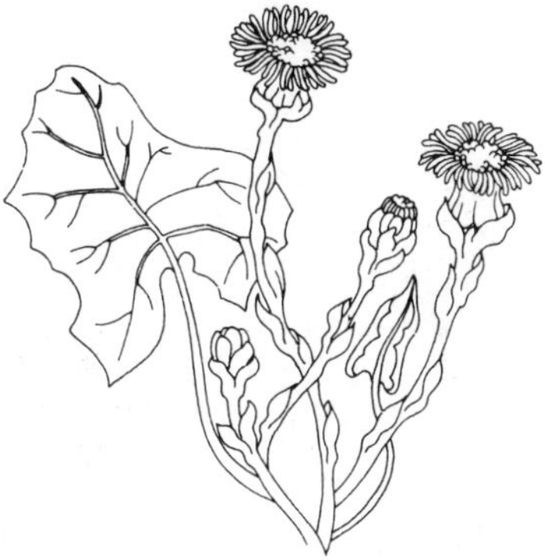

und Schwefel. Während die Gerbstoffe zusammenziehend wirken, dienen die Schleimstoffe als Schutz für zu Entzündungen neigender Haut, auch der Schwefel wirkt antiseptisch und klärend. So verhilft die regelmäßige Anwendung von Gesichtsdampfbädern mit Blüten und Blättern vom Huflattich zu einer sichtbaren Verminderung der übermäßigen Talgabsonderung der fetten und großporigen Haut. Wer selbst Heilkräuter sammeln will, kann die Blüten und Blätter im April pflücken. Die getrockneten Pflanzenteile werden in einem luftdurchlässigen Leinensäckchen aufbewahrt.

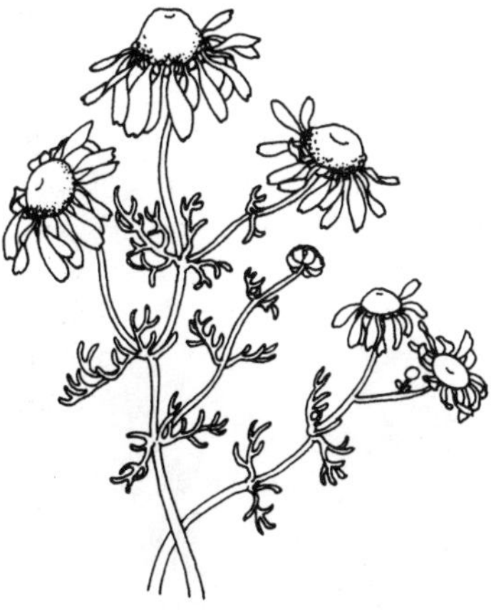

Kamillenblüte
Von Juni bis August kannst du die Blütenköpfe der Kamillen sammeln. Sie sind reich an heilenden Wirkstoffen, vor allem an wertvollem Kamillenöl, Azulen, Wachs, Fett und organischen Säuren. Dem Gesichtsdampfbad zugesetzt, wirken die duftenden Kamillenblüten klärend, reinigend und beruhigend auf die Haut ein. Wegen ihrer entzündungshemmenden Eigenschaften wirken sie besonders gut bei leicht entzündlicher Haut.

Pfefferminze
Die echte Pfefferminze solltest du genau kennen, bevor du sie sammelst. Du erkennst sie an

ihrem rötlichen Stengel und an ihren länglichen und rötlich angelaufenen Blättern. Die Blätter und die blühenden Triebspitzen werden bei praller Sonne gesammelt, dann ist ihr Gehalt an hochwertigem Pfefferminzöl am höchsten. Die getrocknete Pfefferminze ist ein ideales kosmetisches Mittel zur Behandlung großporiger, schlaffer und unreiner Haut. Der hohe Gehalt von Pfefferminzöl in der Pflanze fördert die Hautdurchblutung, klärt die Poren und zieht sie zusammen. So verfeinert die regelmäßige Anwendung des Gesichtsdampfbades das Hautbild.

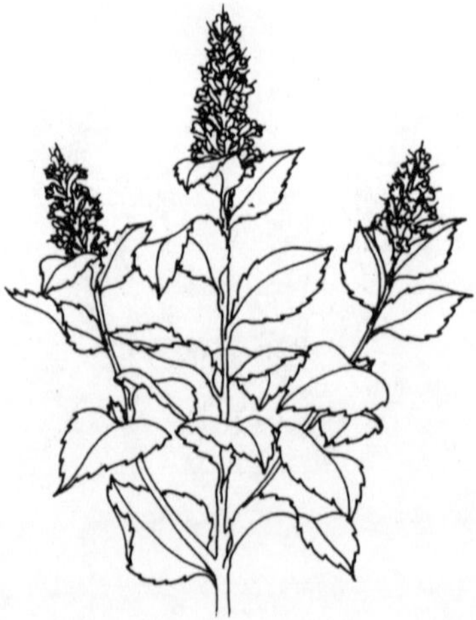

Rosmarin
Die getrockneten Blätter des Rosmarin gehören zu den besten Heilkräutern bei großporiger und fetter Haut. In jedem sonnigen Garten kann man den Rosmarinstrauch anpflanzen, denn als Küchengewürz ist er mindestens ebenso beliebt wie als Heilmittel. Vor Wintereinbruch nimmst du deinen Rosmarinstrauch in einem Blumentopf ins Haus, und so hast du das ganze Jahr über deine spezielle Heilpflanze für die innerliche und äußerliche Anwendung. Die getrockneten Blättchen werden dem Gesichtsdampfbad zugesetzt. Sie wirken gefäßerweiternd und erleichtern überdies den Talgabfluß der Poren.

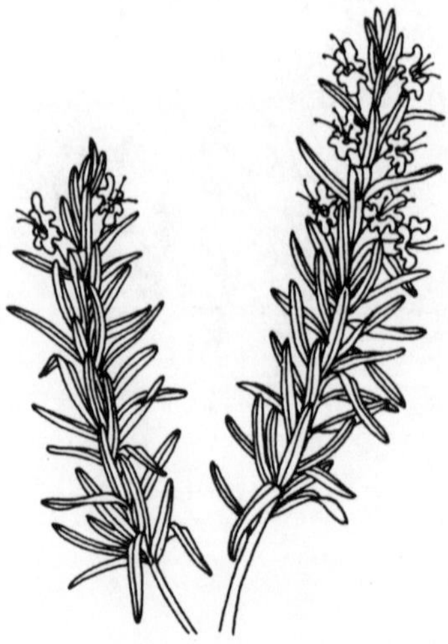

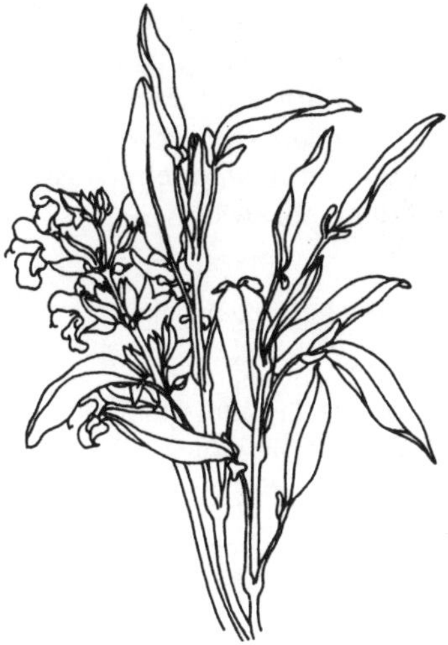

Salbei
Der Wiesensalbei enthält verschiedene ätherische Öle, sowie Kampfer, Gerbstoff, Bitterstoffe und Eiweiß. Gegen unreine Haut hilft der Salbei sowohl bei äußerer wie bei innerer Anwendung. Der Salbeitee wirkt vor allem blutreinigend und schweißregulierend. Für den Tee rechnet man 1 Teelöffel getrocknete Salbeiblätter auf 1 Tasse Wasser.

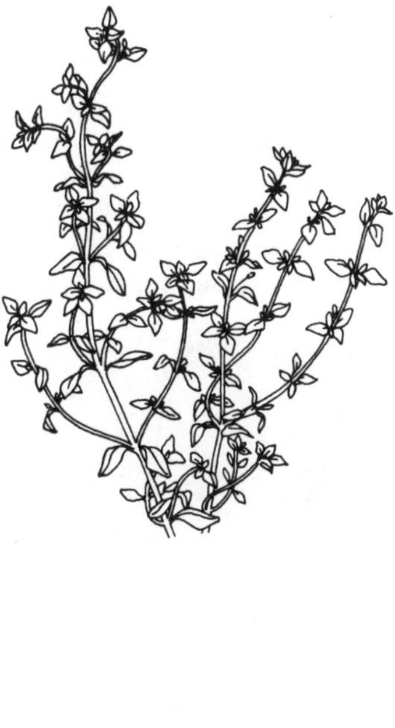

Thymian
Der Thymian ist eine stark antiseptisch wirkende Pflanze. In einem wohlsortierten Kräutergarten darf der Thymian nicht fehlen, und wenn du unter unreiner Haut zu leiden hast, sollte der Thymian in der Küche nicht ausgehen. Das Gesichtsdampfbad mit den getrockneten Thymianzweiglein heilt alle Entzündungen und Unreinheiten der Haut, es öffnet die Poren und reguliert die Tätigkeit der Talgdrüsen.

Packungen und Masken bei unreiner Haut

Packungen und Masken sind intensiv wirkende Mittel zur Behandlung unreiner Gesichtshaut. Der Unterschied zwischen der Maske und der Packung besteht darin, daß die Maske nach dem Trocknen die Haut dicht abschließt, während die Packung aus einer luftdurchlässigen Auflage besteht. Die Packung dient mehr der Hautpflege. Die Maske hingegen wirkt stark durchblutungssteigernd, je nach Art der Zusammensetzung kann sie eine klärende und reinigende Wirkung haben, sie kann Poren verengen, heilen und beruhigen. Einmal in der Woche solltest du eine Maske oder eine Packung auftragen, wenn du gegen unreine, entzündete Haut und große Poren etwas unternehmen willst.

Anwendung: Vor dem Auflegen einer Maske oder Packung muß die Haut gründlich gereinigt werden, im Idealfall wird sie mit einem Gesichtsdampfbad vorbehandelt. Nach der Zubereitung der jeweiligen Auflage wird das Haar zurückgebunden. Mit einem breiten Backpinsel, den man für wenig Geld in jedem Haushaltswarengeschäft bekommt, wird die Auflage aufgetragen. Dabei müssen aber die empfindlichen Regionen des Gesichts immer freigelassen werden: die Augen und ihre unmittelbare Umgebung, die Augenbrauen sowie der vordere Teil des Halses, wo sich die Schilddrüse befindet. Von unten nach oben wird die Maske oder Packung aufgetragen, vom Hals über die Wangen zur Stirn. Solange die Auflage trocknet, solltest du dich hinlegen, um den ganzen Körper zu entspannen. Nach der Einwirkungszeit wird die Haut mit warmem Wasser gründlich abgewaschen.

Warme Heilerde-Maske

Zutaten:
2 gehäufte Eßlöffel Heilerde
1 Eßlöffel Olivenöl

Zubereitung: Das Olivenöl auf dem Wasserbad erwärmen. Vom Feuer nehmen, die Heilerde hinzufügen und den zähen Brei gut durchrühren. Nun langsam und tropfenweise so viel heißes Wasser zugeben, bis der Brei gut streichfähig ist.

Anwendung und Wirkung: Mit dem Backpinsel wird die Masse auf das gut gereinigte Gesicht aufgetragen und nach 30 Minuten Einwirkungszeit mit viel warmem Wasser abgewaschen.

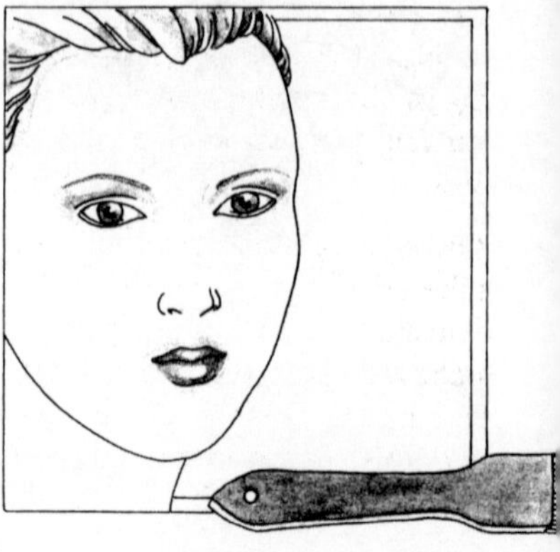

Heilerde gibt es in Reformhäusern und Apotheken. Rührt man die Heilerde nur mit Wasser an, wie es oft empfohlen wird, trocknet sie die Haut aus. Durch die Beifügung von Olivenöl wird die Maske viel hautfreundlicher, und man kann sie häufig anwenden. Sie wirkt vor allem klärend und entzündungshemmend, porenverengend und heilend auf die Haut ein.

Eibischwurzel-Maske

Zutaten:
2 Eßlöffel Eibischwurzel, pulverisiert
1 Eßlöffel Bienenhonig

Zubereitung: In Apotheken und Kräuterhandlungen gibt es kleingeschnittene Eibischwurzel. Du kannst die Wurzel entweder im Geschäft pulverisieren lassen oder selbst pulverisieren, indem du sie in der elektrischen Kaffeemühle staubfein mahlst. Das Pulver gibst du in eine Tasse. Nun löst man den Bienenhonig in ein wenig heißem Wasser auf und verrührt alles zu einem Brei.

Anwendung und Wirkung: Die zähe Maske wird mit den Händen auf das gut gereinigte Gesicht aufgelegt, dann eine Stunde einziehen lassen. Abnehmen und mit viel warmem Wasser nachspülen. Die Eibischwurzel gilt als eines der wirksamsten Naturheilmittel gegen unreine und großporige Haut. Wenn du auch etwas Geduld brauchst, um die Maske herzustellen und die lange Einwirkungszeit abzuwarten, so wirst du doch begeistert sein von dem guten Heileffekt, den die Eibischwurzel-Maske auf die Haut hat. Einmal wöchentlich angewendet, verhilft die Maske zur Klärung und Heilung der unreinen, entzündungsbereiten Haut.

Weizenmehl-Packung

Zutaten:
1 Eßlöffel Weizenmehl
1 Eigelb
1 Kaffeelöffel reiner Bienenhonig
1 Kaffeelöffel Milchpulver

Zubereitung: Naturbelassenes Weizenmehl gibt es im Reformhaus, auch Milchpulver und reinen Bienenhonig. Alle Zutaten in einer Tasse verrühren. Nun langsam ein paar Tropfen heißes Wasser hinzufügen und die Mischung zügig glattrühren, damit keine Klümpchen entstehen. Der Brei muß streichfähig sein.

Anwendung und Wirkung: Mit einem Backpinsel wird die Packung auf das gut gereinigte Gesicht aufgetragen und nach 20 Minuten Einwirkungszeit mit warmem Wasser abgewaschen.

Eine Weizenmehl-Packung wirkt reinigend und entzündungshemmend, sie verfeinert die Poren und läßt bei regelmäßiger Anwendung Pickel und Mitesser verschwinden.

Hefe-Packung

Zutaten:
1 Würfel Hefe, Milch

Zubereitung: In jedem Lebensmittelgeschäft kannst du frische Hefe kaufen. Sie kostet nur wenig und gehört zu den besten Naturheilmitteln bei unreiner Haut. Die Hefe wird in einer Tasse zerkleinert und mit ein wenig warmer Milch zu einem streichfähigen Brei angerührt.

Anwendung und Wirkung: Mit dem Backpinsel verteilst du die Hefemischung gleichmäßig über Gesicht und Hals. Sobald die Packung trocken und erstarrt ist, rubbelst du sie vorsichtig mit den Fingerspitzen von der Haut. Dann wird mit viel warmem Wasser nachgespült. Die Hefe-Packung kannst du beliebig oft anwenden. Sie trägt auf sanfte Weise Hautunreinheiten ab, sie öffnet die Poren und durchblutet die Haut.

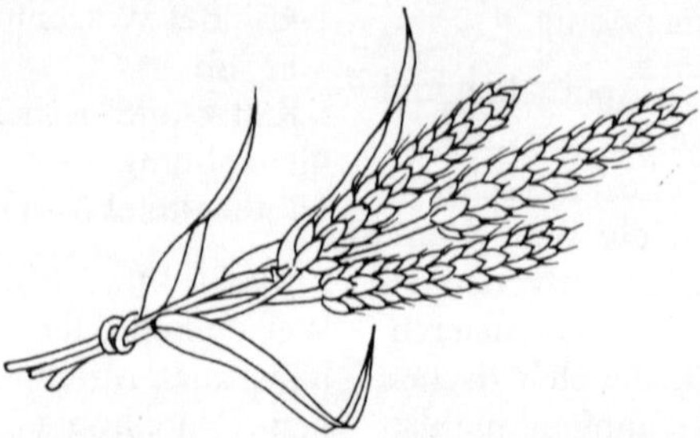

Reinigungsmittel für jeden Tag

Die richtige Reinigung der Haut ist unerläßlich für ein klares Hautbild. Und wenn man von Reinigung spricht, muß man zuerst einmal wissen, woraus sich der Schmutz auf der Haut zusammensetzt.

Die Haut besteht aus verschiedenen Zellschichten, von denen die äußerste die Hornschicht ist. Sie ist an ihrer Oberfläche von einer Fettsubstanz bedeckt, die eine Emulsion aus Schweiß, Hauttalg und Abfallprodukten der Zellen darstellt. Das Oberflächenfett der Hornschicht hat die Funktion, die Hautoberfläche geschmeidig zu halten und den Wassergehalt der tiefer gelegenen Hautschichten zu regeln. Mit der richtigen Hautreinigung werden die am Oberflächenfett haftenden Schmutzteilchen gelöst, ohne die Haut zu sehr zu entfetten oder die natürlichen Hautfunktionen zu beeinträchtigen. Die Reinigung mit Wasser allein genügt zur Hautreinigung nicht, denn ein Teil der Schmutzteilchen ist zwar wasserlöslich, aber ein anderer Teil ist fettlöslich und kann mit Wasser nicht entfernt werden. Deshalb braucht man zur gründlichen und schonenden Hautreinigung ein fett- und wasserlösliches Reinigungsmittel.

Reinigungsöl

Zutaten:
80 g Weizenkeimöl
10 g süßes Mandelöl
10 g Tween 80 (1½ Kaffeelöffel)
4 Tropfen Melissenöl

Zubereitung: Alle Zutaten für das Reinigungsöl gibt es in der Apotheke. Die ersten drei Zutaten in eine Glasflasche abfüllen und gut durchschütteln. Nun vorsichtig das Parfümöl einträufeln. Es sollten keineswegs mehr als ein paar Tropfen sein, sonst könnten beim Waschen die Augen gereizt werden. Statt Melissenöl kann man auch Lavendelöl nehmen.

Anwendung und Wirkung: Das naturreine Weizenkeimöl enthält reichlich Vitamin E und die Vorstufe des Vitamin A, das Karotin. Auch bei Hautkrankheiten kommt das Weizenkeimöl zum Einsatz, und als Waschöl für unreine, entzündliche Haut ist es geradezu ideal. Man gibt ein wenig Reinigungsöl in die hohle Hand und massiert gleichmäßig das Gesicht, den Hals und das Dekolleté damit. Nun spült man mit viel warmem Wasser nach, bis das Öl gründlich entfernt ist. Danach wird die Haut mit Hamameliswasser nachgereinigt: Mit ein wenig Hamameliswasser befeuchtest du einen Wattebausch und reibst Gesicht und Hals damit gründlich ab.

Heilende Hautwäsche

Zutaten:
1 Tasse geschroteter Leinsamen
1 Tasse Trockenmilchpulver
1 Tasse Grieß

Zubereitung: Alle Zutaten gibt es im Reformhaus oder in der Apotheke. Die angegebenen Mengen sind für einen größeren Vorrat berechnet. Die Zutaten mischst du in einer Schüssel einmal gründlich mit den Händen durch und füllst dann die Mischung in ein gut verschließbares Gefäß, damit keine Feuchtigkeit eindringen kann.

Anwendung und Wirkung: Bei jeder Waschung gibst du ein wenig von der Mischung in die hohle Hand oder in eine kleine Schale. Mit ein wenig warmem Wasser rührst du die Mischung zu einem streichfähigen Brei. Damit wäschst du sanft das Gesicht, den Hals und das Dekolleté ab. Die Haut soll dabei mit leicht streichenden Bewegungen massiert werden. Anschließend wird die Mischung mit viel warmem Wasser gründlich abgespült. Mindestens einmal in der Woche sollte man diese heilende Hautwäsche machen. Sie öffnet die Poren, sie schilfert auf sanfte Weise die Haut ab, sie durchblutet die Haut und verhilft dir damit zu einem klaren Hautbild.

Gesichtswässer bei unreiner Haut

Nach der gründlichen Hautreinigung werden das Gesicht und der Hals mit Gesichtswasser nachgereinigt. Die Funktion des idealen Gesichtswassers besteht darin, den Säuremantel der Haut nach der Waschung zu regenerieren, die Haut zu erfrischen und die Poren zu klären. Den Meßwert des Hautsäuremantels nennt man den pH-Wert, der bei der gesunden Haut zwischen 4 und 6 liegt. Wenn es auch ein bißchen kompliziert klingt, möchte ich trotzdem kurz erklären, was der pH-Wert bedeutet, denn bei vielen kosmetischen Produkten findet man den pH-Wert auf der Verpackung angegeben, und auch bei den selbstgemachten Kosmetika spielt der pH-Wert eine wichtige Rolle. Der pH-Wert gibt die Messung von freien Wasserstoffionen (H) in einer Lösung an. Die Anzahl der Wasserstoffionen bedingt den Säuregehalt der Lösung, das heißt, je mehr freie Wasserstoffionen in der betreffenden Lösung vorhanden sind, desto stärker ist die Säure. Zur Messung des pH-Wertes hat man eine Skala von 0 bis 14 festgesetzt. Sauer sind demnach alle Werte unter 7 und basisch die Werte von 7,5 bis 14. Da die menschliche Haut einen sauren pH-Wert von 4 bis 6 hat, ist bei allen pflegenden kosmetischen Mitteln der ideale pH-Wert in diesem leicht sauren Bereich zu suchen. So kann man schon bei der Hautwäsche das

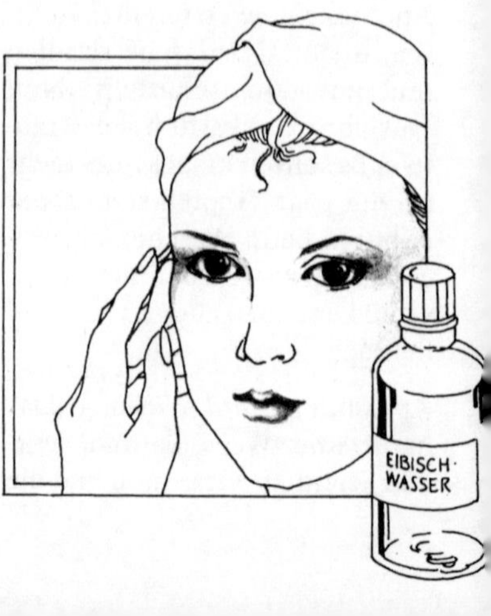

letzte Waschwasser ein wenig sauer machen, indem man einen Schuß Obstessig oder Zitronensaft zufügt. Auch reines Hamameliswasser, das es in der Apotheke gibt, ist wegen seines idealen pH-Wertes als Gesichtswasser gut geeignet.

Eibischwasser bei unreiner Haut

Zutaten:
4 Eßlöffel Eibischwurzelstückchen
¼ l Wasser
1 Kaffeelöffel Bienenhonig
20 g Kamillentinktur

Zubereitung: Die Wurzelstückchen des Eibisch gibst du in eine Porzellanschüssel und übergießt sie mit einem Viertelliter kaltem Wasser. Bedecken und über Nacht stehenlassen. Am nächsten Tag wird die geleeartige Flüssigkeit durch ein feinmaschiges Küchensieb abgeseiht. Nun die Flüssigkeit ganz leicht anwärmen und den Bienenhonig darin auflösen. Abkühlen lassen und die Kamillentinktur hinzufügen. Durch Kaffeefilterpapier klarfiltern, in eine dunkle Glasflasche abfüllen und gut durchschütteln.

Anwendung und Wirkung: Der Eibisch und die Kamille gehören zu den besten Heilpflanzen für die Pflege der unreinen und fetten Haut. Mit dem kostbaren pflanzlichen Schleim, den die Eibischwurzel in kaltem Wasser freisetzt, erzielt man die besten Heilerfolge bei fetter, unreiner, großporiger und auch entzündeter Haut. Die Kamillentinktur wirkt heilend und klärend auf die Haut ein. Nach der Hautreinigung beträufelst du einen Wattebausch mit dem angenehm nach Kamille duftenden Eibischwasser und reibst damit Gesicht und Hals leicht ab. Anschließend wird die feuchte Haut mit einem Papiertüchlein abgetrocknet.

Heilendes Gesichtswasser

Zutaten:
100 g Hamameliswasser
1 Kaffeelöffel Kampferspiritus
1 Kaffeelöffel Bienenhonig
5 Tropfen Melissenöl

Zubereitung: Das Hamameliswasser ganz leicht erwärmen und den Bienenhonig darin auflösen. Das Melissenöl im Kampferspiritus auflösen und alles zusammen in eine dunkle Flasche abfüllen und gut durchschütteln. Kampferspiritus und Melissenöl gibt es in der Apotheke. Ein Fläschchen Kampferspiritus solltest du immer im Haus haben. Es ist das beste Mittel, um kleine Entzündungen abzuheilen, es hilft gegen Mückenstiche, es bringt einzeln auftretende Pickel rasch zum Verschwinden. Auch das ätherische Melissenöl, das aus den Blüten der Melisse gewonnen wird, eignet sich zum vielseitigen Einsatz, zum Beispiel zur Parfümierung von Hautcremes, Badezusatz und Gesichtswasser.

Anwendung und Wirkung: Ein Wattebausch wird mit heilendem Gesichtswasser beträufelt und Gesicht und Hals damit abgerieben. Danach das Gesicht mit einem Papiertüchlein abtupfen. Bei schlecht durchbluteter und großporiger Haut ist das Gesichtswasser besonders zu empfehlen. Es schließt die Poren und festigt und verfeinert die Oberfläche der Haut. Es wirkt mild desinfizierend, es schützt den Säuremantel der Haut und wirkt der Bildung von Hautunreinheiten entgegen.

Hautcremes für unreine Haut

Eine Creme, die für die Haut gut ist, besteht aus Inhaltsstoffen, die nicht hautfremd, sondern hautähnlich sind. Hautähnlich sind Naturprodukte wie reine Pflanzenöle oder Wachse und Fette, zum Beispiel Bienenwachs oder Lanolin, das aus dem Fett der Schafwolle gewonnen wird. In seiner natürlichen Zusammensetzung ist das Lanolin dem menschlichen Hautfett am ähnlichsten und eignet sich deshalb besonders gut für die Zubereitung von Kosmetika. Auf die Haut aufgetragen, ist die naturreine Hautcreme in der Lage, sich mit dem Hautfett zu verbinden, die Creme liegt nicht als starre Schicht auf der Haut, sondern sie zieht in die Haut ein. Sie hält die Haut geschmeidig, schützt sie vor Witterungseinflüssen und den Wasserhaushalt der Haut vor Verdunstung durch Lufttrockenheit.

Stets wird die Hautcreme dünn auf das gut gereinigte Gesicht aufgetragen und leicht einmassiert. Nach kurzer Einwirkungszeit tupft man mit einem weichen Papiertüchlein überschüssige Reste ab.

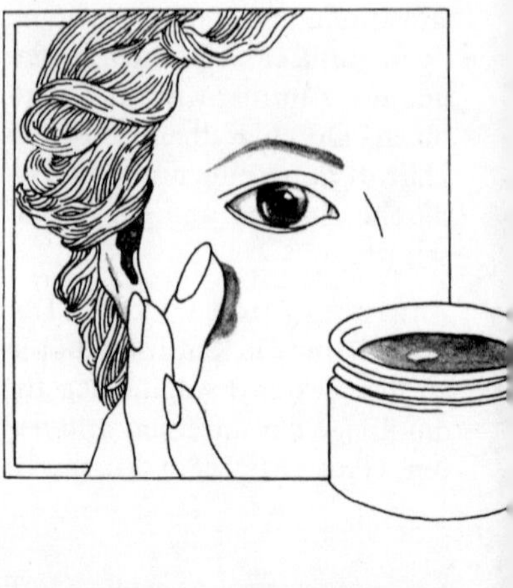

Hamamelis-Creme

Zutaten:
5 g Bienenwachs
20 g Lanolin anhydrid
(2 gehäufte Kaffeelöffel)
50 g Weizenkeimöl
40 g Hamameliswasser
5 Tropfen Melissenöl

Zubereitung: Alle Zutaten bekommt man beim Apotheker. Zu Hause braucht man einen elektrischen Handrührmixer, um die Creme anzurühren. Bevor die Creme zubereitet wird, sollte man die Rührbesen 10 Minuten in Wasser auskochen, damit keine Schmutzteilchen in die Creme kommen können.

Das Bienenwachs wird auf dem kochenden Wasserbad in einem feuerfesten Glastopf geschmolzen. Der Topf soll auf dem Wasser schwimmen. Dann das Lanolin hinzufügen; sobald es geschmolzen ist, das Weizenkeimöl. Die Fettschmelze sollte 60 Grad haben, bevor du sie weiterverarbeitest. Mit dem Küchenthermometer messen!

Inzwischen wird in einem kleinen Töpfchen das Hamameliswasser ebenfals auf 60 Grad erwärmt. Die Fettschmelze vom Feuer nehmen, das Hamameliswasser hinzufügen und mit dem elektrischen Handrührmixer auf kleinster Stufe rühren. Sobald die Mischung handwarm abgekühlt ist, das Melissenöl einträufeln und weiterrühren, bis die Creme erkaltet. Dann in Cremedosen abfüllen.

Anwendung und Wirkung: Das goldgelbe, angenehm nach Getreide duftende Weizenkeimöl empfiehlt sich wegen seiner heilenden Wirkung ganz besonders zur Behandlung unreiner und leicht entzündlicher Haut. Auch das entzündungshemmende Hamameliswasser und das Melissenöl eignen sich vor allem zur Pflege unreiner und großporiger Haut. Die Creme sollte kühl aufbewahrt werden. Man trägt sie dünn auf und nimmt nach kurzer Einwirkungszeit überschüssige Reste mit einem Papiertüchlein ab.

Heilsalbe gegen unreine Hautstellen

Zutaten:
20 g Zinkpaste
10 g Heilerde
(1 gehäufter Kaffeelöffel)
10 g Weizenkeimöl (2 Eßlöffel)
3 Tropfen Melissenöl

Zubereitung: Alle Zutaten gibt es beim Apotheker. Offene Zinkpaste ist billiger als fertig abgepackte. Auf dem kochenden Wasserbad wird im feuerfesten Glas- oder Porzellantopf zuerst die Zinkpaste geschmolzen, dann das Weizenkeimöl hinzugefügt. Sobald die Schmelze 60

Grad erreicht hat, vom Feuer nehmen. Die Heilerde zugeben und mit dem elektrischen Handrührmixer auf kleinster Stufe rühren. Kurz vor dem Erkalten das Melissenöl einträufeln. In Cremetöpfchen abfüllen.

Anwendung und Wirkung:
Nach der gründlichen Hautreinigung am Abend kannst du einzelne Mitesser und Pickel mit der braunen Heilsalbe behandeln. Man trägt ein klein wenig davon auf die betreffende Hautstelle auf und läßt die Salbe über Nacht einwirken.

Sie ist entzündungshemmend, aber auch leicht austrocknend, deshalb darf sie keinesfalls über die ganze Gesichtshaut verteilt werden.

6
Natürliche Pflege für problemlose Haut

Die problemlose Haut

Das Hautbild der normalen, problemlosen Haut ist in der Jugend glatt, rein und gut durchblutet. Die Haut zeigt weder trockene noch fettige Stellen, auch keine Mitesser und erweiterten Poren. Gelegentlich auftretende kleine Mitesser und Pickel, etwa in der Zeit der Menstruation, sind normal.

Die Farbe der Haut verläuft vom hellsten Rosa über zahlreiche helle Mischtöne bis zu einem kräftigen Braun. Die Grundfarbe der menschlichen Haut ist weiß. In der Keimschicht, der untersten Schicht der Oberhaut, sitzt das Melanin, ein körniges, dunkelbraunes Pigment, das sich unter dem Einfluß des Sonnenlichts vermehrt. Das Hauptpigment Melanin hat die Eigenschaft, die ultravioletten Strahlen der Sonne abzuschirmen und damit die Haut und auch die inneren Organe zu schützen. Wie wir sehen, hat die Haut ihre natürlichen Lichtschutzfaktoren eingebaut, und wenn man die Haut übermäßig strapaziert und stundenlang in der prallen Sonne liegt, wird sie trocken und neigt zu früher Faltenbildung.

Durch die weiße und die braune Grundfarbe der Oberhaut schimmert das Rot des Blutes der unterhalb der Oberhaut gelegenen Blutgefäße. Die lebhafte Durchblutung der Gefäße zeigt sich in einer rosaroten frischen Hautfarbe. Ein sehr blasses Aussehen kann Ausdruck einer allgemeinen Blutarmut oder auch einer schlechten Hautdurchblutung sein. Weißliche Hautfarbe bedeutet, daß die Haut pigmentarm ist und kaum bräunen kann. Auch Sommersprossen sind Pigmentflecke und finden sich vor allem bei Menschen mit blondem und rötlichem Haar. Im Frühjahr und im Sommer treten sie stärker hervor und sitzen an den Stellen, welche der Sonneneinwirkung besonders ausge-

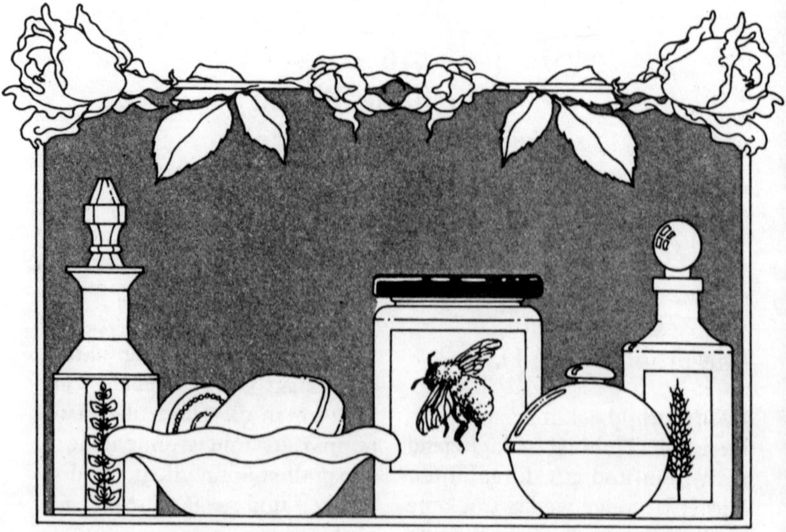

setzt sind. Die Behandlung durch Schälen oder Bleichen ist nur von kurzem Erfolg, da die Neigung zur Neubildung von Sommersprossen nicht verändert werden kann.

Wer von Natur aus eine problemlose Haut mitbekommen hat, sollte durch richtige Pflege die Schönheit der Haut bewahren. Falsche Ernährung, Mißbrauch von Nikotin und Alkohol, Mangel an Schlaf, Mangel an Sauerstoff und Bewegung, auch psychische Probleme schaden der gesunden Haut. Hinzu kommt falsche Hautpflege, durch die man den Grundstein für die Austrocknung der Haut legen kann. Nach Ansicht vieler Dermatologen gibt es nämlich die trockene Haut von Natur aus nicht, sondern durch falsche Hautpflege trocknet die Haut aus, wofür man vor allem die sogenannten Feuchtigkeitsspender verantwortlich macht. Als Feuchtigkeitsmilch bezeichnet man eine sogenannte Öl-in-Wasser-Emulsion, die fälschlicherweise als Feuchtigkeitsspender angepriesen wird, obwohl sie gerade diese Funktion auf der Haut nicht erfüllen kann. Im Gegensatz zur Fettcreme, die eine Wasser-in-Öl-Emulsion ist und hauptsächlich aus Fetten und Ölen besteht, bauen sich die Milchen chemisch auf Wasser auf. Ein einfaches Beispiel dafür liefert der chemische Aufbau von Butter und Milch: Butter mit ihrem hohen Fettanteil ist eine Wasser-in-Öl-Emulsion, Milch hingegen, mit ihrem hohen Wasseranteil, ist eine Öl-in-Wasser-Emulsion.

Um zu verstehen, weshalb die sogenannten Feuchtigkeitsspender zur Austrocknung der Haut beitragen, muß man die Funktionen der Haut kennen. In der Hornschicht der Haut sind zur Regulierung des Wasserhaushalts verschiedene Substanzen gelagert, welche die Fähigkeit besitzen, das der Haut zugeführte Wasser, sei es nun aus dem Körperinnern, aus der Luft oder aus kosmetischen Produkten, zu binden und dort einige Zeit zu speichern. Da diese Substanzen, die vom eigenen Hautfettfilm geschützt sind, nicht nur Wasser binden, sondern auch selbst wasserlöslich sind, werden sie beim Verdunsten der auf der Haut aufgetragenen Feuchtigkeitsmilch gelöst; das heißt, es verbindet sich Wasser mit Wasser, und durch die Lufttrockenheit findet eine rasche Verdunstung statt. Nur bei hoher Luftfeuchtigkeit, etwa bei Regenwetter, würde die unerwünschte Verdunstung ausbleiben. Mit wassernasser Haut in trockener Luft spazierenzugehen oder sich in der trockenen Luft geheizter Räume aufzuhalten, führt zwangsläufig zur raschen Verdunstung und damit zur Austrocknung der Haut.

Im Gegensatz zur Milch hat die Fettcreme für die Haut den Vorteil, einen Schutzfilm gegen Verdunstung zu bilden. Nach dem Einreiben gibt die Fettcreme die in ihr enthaltene Feuchtigkeit an die Hornschicht ab, während sich das Fett an der Oberfläche der Haut sammelt und verhindert, daß die Feuchtigkeit nach außen treten und durch Lufttrockenheit verdunsten kann. Trägt man die Fettcreme nur hauchdünn auf, kann das Gesicht nicht glänzen.

Hautreinigungsmittel

Die Seife: Ob man das Gesicht mit Seife waschen soll oder nicht, das ist seit langem ein vieldiskutiertes Streitobjekt. Viele Frauen mit schöner Haut haben sich ihr Leben lang das Gesicht mit Seife gewaschen und schwören auf ihre tägliche Verwendung. Andere würden Seife niemals an ihre Haut lassen. In letzter Zeit ist die Gesichtsreinigung mit Seife wieder in Mode gekommen, und manche Firmen verkaufen nun Gesichtsseifen innerhalb ihrer kosmetischen Serien, wobei sie die Seife nicht mehr Seife, sondern ›beauty bar‹ nennen, was eleganter klingt und einen höheren Preis rechtfertigen soll. In ihrer chemischen Zusammensetzung sind die ›beauty bars‹ allerdings auch keine Seifen mehr im traditionellen Sinn, sondern sie bestehen aus einer Mischung von Feinseife und anorganischen, waschaktiven Stoffen, sogenannten Detergentien. Wenn auch die Hersteller von Detergentienseifen den für den Hautsäuremantel günstigen pH-Wert anpreisen, kann man zu ihrer Verwendung für die Gesichtsreinigung nicht raten. Denn durch die Hautwäsche mit anorganischen waschaktiven Stoffen wird zwar der Säuremantel der Haut geschont, da chemisch das Ausfällen von Kalkseifen im Wasser nicht stattfindet, jedoch hat die Detergentienseife gegenüber der normalen Seife den Nachteil, die Haut viel zu stark zu entfetten; es kommt beim Waschen zu einem viel zu gründlichen Waschvorgang, der bei Geschirrspülen vielleicht wünschenswert ist, nicht aber beim lebenden Gewebe.

Die Hautreinigung mit normaler Seife – für die Gesichtsreinigung nimmt man am besten unparfümierte weiße Babyseife – ist im Vergleich zu allen detergentienhaltigen Seifen und Milchen am hautschonendsten. Die Waschwirkung der Seife hängt von verschiedenen Voraussetzungen ab. Zum einen beeinflußt der Härtegrad des Wassers die Waschwirkung, weshalb es bei sehr hartem Wasser, das reichlich Magnesium und Kaliumsalze enthält, bei der Anwendung von Seife zur Ausfällung von wasserunlöslichen Stoffen, sogenannten Kalkseifen, kommt. Weiches Wasser in Verbindung mit Seife reinigt gründlicher, hat aber den Nachteil, daß man sehr lange nachspülen muß, um die Seifenrückstände zu entfernen, da eben hier keine Salze ausfallen. Aufgrund ihrer Zusammensetzung von schwachen Fettsäuren bildet die Seife unter Zusatz von Wasser eine schwache Lauge, und die alkalische Wirkung der Seife setzt den pH-Wert des Hautsäuremantels kurzfristig herab, etwa für die Dauer von fünf bis acht Minuten.

Die richtige Anwendung von Seife: In der Praxis geht es eigentlich nicht darum, ob man das Gesicht mit Seife wäscht oder nicht, sondern daß man sich mit der richtigen Seife richtig wäscht. Zur Entfernung von Make-up, besonders von Augen-Make-up, ist die Seife nicht geeignet. Wer Make-up aufgetragen hat, reinigt die Haut zuerst mit süßem Mandelöl aus der Apotheke. Mit etwas süßem Mandelöl wird eine kleine Mullkompresse beträufelt und die Haut damit leicht abgerieben, auch um die Augen. Danach wird das Gesicht mit dem

Schaum von weißer Babyseife und viel warmem Wasser gewaschen und anschließend gründlich mit klarem warmem Wasser nachgespült. Dann trocknet man das Gesicht ab. Zur Regenerierung des Hautsäuremantels und zur Entfernung von Kalkrückständen auf der Haut wird anschließend das Gesicht mit saurem Gesichtswasser nachgereinigt und mit einem weichen Papiertüchlein abgetrocknet. Wer kein Gesichtswasser benutzt, sollte dem letzten Waschwasser einen Schuß Obstessig zufügen. Schonender und gründlicher läßt sich die Gesichtshaut kaum reinigen.

Maismehl-Waschung

Zutaten:
1 Tasse Maismehl
½ Tasse Weizenmehl
1 Tasse Trockenmilchpulver

Zubereitung: Im Reformhaus gibt es die naturbelassenen Mehle und auch das Trockenmilchpulver. Alle Zutaten in einer Schüssel vermischen und dann den Vorrat in ein gut verschließbares Gefäß abfüllen, damit es vor Feuchtigkeit geschützt bleibt.

Anwendung und Wirkung: Die Maismehl-Waschung bewirkt ein sanftes ›peeling‹ der Haut, eine leichte Abschilferung, durch welche abgestorbene Hornzellen abgetragen und die Poren geöffnet und gereinigt werden. Diese Waschung sollte man einmal in der Woche vornehmen. Zuerst wird das Haar zurückgebunden und das Gesicht mit süßem Mandelöl gereinigt, um fettlösliche Schmutzteilchen von der Haut zu lösen. Dann rührt man ein wenig von der Mischung mit warmem Wasser an und massiert das Gesicht leicht damit ab, ohne die Haut zu zerren. Die kleine Massage mit dem großkörnigen Mehl sollte einige Minuten lang durchgeführt werden. Anschließend das Gesicht mit viel warmem Wasser gründlich abspülen. Nach der Behandlung mit der Maismehl-Waschung ist die Haut gut durchblutet und erfrischt und fühlt sich samtweich und zart an.

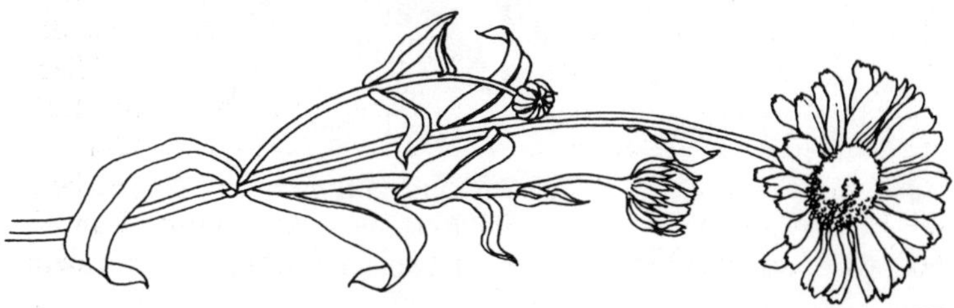

Gesichtswässer für problemlose Haut

Honig-Gesichtswasser

Zutaten:
½ Kaffeelöffel Bienenhonig
50 g Rosenwasser
50 g Hamameliswasser
10 Tropfen Kamillentinktur

Zubereitung: Alle Zutaten für das Honig-Gesichtswasser gibt es in der Apotheke zu kaufen. Das Rosenwasser leicht erwärmen und den Bienenhonig darin auflösen. Nun alle Zutaten zusammenschütten und in eine dunkle Glasflasche abfüllen.

Anwendung und Wirkung: Dieses milde Gesichtswasser eignet sich besonders zur Pflege zarter Gesichtshaut. Nach der Hautreinigung beträufelt man einen Wattebausch mit etwas Honig-Gesichtswasser und reibt das Gesicht und den Hals damit ab.

Wegen seines günstigen pH-Wertes und seiner klärenden und heilenden Eigenschaften kann man das Gesichtswasser zur täglichen Nachreinigung der Haut gut verwenden.

Calendula-Gesichtswasser

Zutaten:
90 g Rosenwasser
10 g Calendula-Tinktur

Zubereitung: Calendula-Tinktur und Rosenwasser gibt es in der Apotheke. Dort kann man auch die beiden Zutaten gleich in eine dunkle Glasflasche abfüllen lassen.

Anwendung und Wirkung: Die Calendula oder Ringelblume zählt zu den ältesten Heilpflanzen in unseren Gärten. Die Calendula-Tinktur sollte eigentlich in keiner Hausapotheke fehlen. Mit abgekochtem Wasser verdünnt, kann man bei Verletzungen der Haut, gegen Schwellungen, Muskelzerrungen und Quetschungen Umschläge mit etwas Tinktur machen. In Verbindung mit dem Rosenwasser wirkt das Calendula-Gesichtswasser leicht porenverengend, heilend und erfrischend bei empfindlicher und zarter Haut.

Rosen-Gesichtswasser

Zutaten:
100 g Rosenwasser
1 Kaffeelöffel Obstessig
½ Kaffeelöffel Bienenhonig

Zubereitung: Das Rosenwasser wird leicht erwärmt und dann der Bienenhonig darin aufgelöst; schließlich der Obstessig dazugegeben. Alles in eine dunkle Flasche abfüllen.

Anwendung und Wirkung: Das Rosenwasser mit seiner sanft belebenden Wirkung, der Bienenhonig mit seiner Heilkraft und der Obstessig mit seinen günstigen pH-Werten machen dieses Gesichtswasser zum idealen Kosmetikum für den täglichen Gebrauch. Ein Wattebausch wird mit wenig Gesichtswasser beträufelt und das gut gereinigte Gesicht und der Hals damit abgerieben.

Universalhautcreme
für problemlose Haut

Zutaten:
10 g gelbes Bienenwachs
30 g Lanolin anhydrid
(3 gehäufte Kaffeelöffel)
50 g Pflanzenöl nach Wahl
40 g Rosenwasser
4 Tropfen Parfümöl nach Wahl

Zubereitung: Die Universalhautcreme eignet sich zur täglichen Pflege der Gesichtshaut. Man kann sie auch als Handcreme benutzen und den ganzen Körper nach dem Bad damit einreiben. Sie besteht aus den besten Rohstoffen der Naturkosmetik und wird von jeder Haut gut vertragen. Alle Zutaten dafür bekommst du in der Apotheke.

Auf dem kochenden Wasserbad wird im hohen feuerfesten Glas- oder Porzellantopf das Bienenwachs und Lanolin anhydrid geschmolzen. Damit es schneller geht, kannst du das Bienenwachs, das in Form von Scheiben erhältlich ist, in kleine Stücke schneiden. Sobald alles geschmolzen ist, das Pflanzenöl zugeben und alles auf 60 Grad erwärmen. Inzwischen wird in einem kleinen Töpfchen auch das Rosenwasser auf 60 Grad erwärmt. Die Fettschmelze vom Feuer nehmen, das Rosenwasser hinzufügen und mit dem elektrischen Handrührmixer auf kleinster Stufe rühren, bis die Mischung nur noch handwarm ist. Dann das Parfümöl einträufeln und weiterrühren, bis die Creme erkaltet ist. In Cremetöpfchen abfüllen und vor dem Verschließen noch einmal umrühren. Bevor du mit dem Handrührmixer ans Kaltrühren der Creme gehst, mußt du sicher sein, daß er wirklich gründlich rein ist. Unsichtbare Schmutzteilchen können sich leicht in den Rührbesen festsetzen. Deshalb nimmt man am besten die Rührbesen aus der Verankerung heraus und kocht sie mindestens 10 Minuten lang aus. Während der Porzellantopf auf dem kochenden Wasserbad sitzt, kannst du die beiden Rührbesen daneben ins kochende Wasserbad stecken.

Pflanzenöl nach Wahl

In der Rezeptur für die Universalhautcreme heißt es ›Pflanzenöl nach Wahl‹. Es gibt zahlreiche

Pflanzenöle in Apotheken und Reformhäusern, die sich für die Herstellung der Universalhautcreme eignen. Hier eine kleine Zusammenfassung der Öle und ihrer Eigenschaften.

Avocadoöl
Das goldgelbe Avocadoöl wird aus der Avocadofrucht gewonnen und ist reich an Vitaminen, vor allem an Vitamin A, B, D, E sowie an Lezithin. Wie alle pflanzlichen Öle ähnelt es in seiner Beschaffenheit dem natürlichen Hautfett, und seine biologische Vollkommenheit macht es wahrlich zu einem der wertvollsten Öle für die Hautpflege.

Mandelöl
Das süße Mandelöl wird aus den reifen Samen der süßen Mandeln durch kalte Pressung gewonnen. Es gehört zu den feinsten Ölen bei der Herstellung kosmetischer Mittel. Es wirkt glättend und wird reizlos von jeder Haut vertragen, deshalb ist es auch für die Hautreinigung gut zu empfehlen.

Weizenkeimöl
Das goldgelbe, nach Getreide duftende Weizenkeimöl ist reich an Vitamin E und Vitamin A, ungesättigten Fettsäuren und hochwertigem Pflanzenlezithin. Das wertvolle Weizenkeimöl wirkt vor allem bei leicht entzündungsbereiter und unreiner Haut, es verfeinert das Hautbild und macht die Haut besonders zart und geschmeidig.

Jojoba-Öl
Das Jojoba-Öl wird aus den erdnußgroßen Samen der Wüstenpflanze Jojoba gewonnen und ist vor allem reich an Vitamin F, das auch als Hautschutzvitamin bezeichnet wird. Seit Jahrhunderten haben die Indianer Nordamerikas das Öl für Heilzwecke verwendet, und nun wurde das dickflüssige Öl auch von der kosmetischen Industrie entdeckt. Wieviel Prozent naturreines Jojoba-Öl allerdings in einem teuren Topf Jojoba-Creme enthalten ist, sagt die Werbung nicht aus. Jojoba-Öl gibt es in der Apotheke, und du kannst dir damit die beste Jojoba-Creme selbst zubereiten. Das Öl ist allerdings nicht billig.

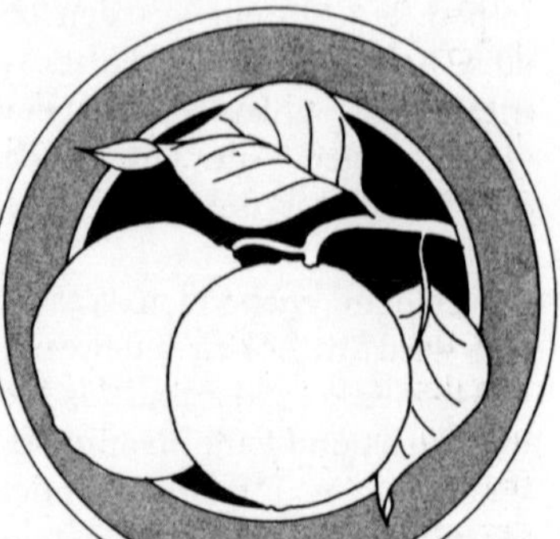

Parfümöl nach Wahl

Für die Parfümierung der Universalhautcreme hat man in den Apotheken eine reiche Auswahl naturreiner Pflanzenöle. Diese ätherischen Öle werden aus Pflanzenteilen wie Blüten, Samen und Blättern gewonnen. Reine Parfümöle sind nicht ganz billig. Es bietet sich zwar als preiswerter Ersatz synthetisches Parfümöl aus sog. Indiengeschäften an, aber für die Parfümierung von Hautcreme möchte ich davon abraten. Man kann nicht wissen, mit welchen Stoffen diese Parfümöle verfälscht sind, und es könnten davon Hautreizungen auftreten.

Für die Parfümierung von Hautcremes braucht man nur wenige Tröpfchen ätherisches Öl. Aber wenige Tropfen kannst du nicht kaufen. Deshalb ist es ratsam, eine Duftnote auszusuchen, mit der man auch andere kosmetische Mittel, wie zum Beispiel Badezusätze oder Körperpuder, parfümiert, so daß sich die Anschaffung von 10 g oder 20 g lohnt. Hier einige Vorschläge.

Apfelsinenschalenöl
Das natürliche Öl wird aus den Schalen der Apfelsinen gewonnen, und es duftet sehr angenehm nach Orangen. Es ist eines der preiswertesten Parfümöle, und du kannst viel damit parfümieren, zum Beispiel Badezusätze, Cremes, Haarshampoo.

Geraniumöl
Durch Wasserdampfdestillation wird das Geraniumöl aus den Blättern der Geranien gewonnen. Das ätherische Öl hat einen feinen, rosenartigen Geruch, deshalb setzt man es bei der Parfümierung von kosmetischen Produkten gerne als Ersatz für das teure Rosenöl ein. Als Parfümierung für Cremes eignet es sich besonders gut.

Lavendelöl
Das naturreine Lavendelöl ist eines der am häufigsten verwendeten Öle in der Parfümerie. Es wird aus den Lavendelblüten gewonnen und ist in jeder Apotheke zu haben. Man verwendet es gerne als Parfümierung für Badezusätze, in Gesichtswässern und Lotionen.

Melissenöl
Das ätherische Melissenöl wird aus den Blättern der Melisse gewonnen. Wegen seiner heilenden, erfrischenden und belebenden Wirkung paßt es in zahlreiche kosmetische Mittel.

Zitronenöl
Aus der Schale der Zitronen wird das preiswerte Zitronenöl gewonnen. Das gelbe Öl hat einen erfrischenden Duft. Es paßt als Parfümierung in Hautcremes, in Badezusätze und Körperpuder.

7
Kleine Schminkschule

Vorteile unterstreichen – Nachteile verstecken

Die Frage, ob du dich überhaupt schminken sollst oder nicht, ist leicht zu beantworten. Wenn du geschminkt besser aussiehst als ungeschminkt, beantwortet sich die Frage ganz von selbst. Besser aussehen heißt auch ein gestärktes Selbstbewußtsein erfahren. Und wer sich nicht attraktiv findet oder glaubt, zu ungeschickt zum Schminken zu sein, sollte wenigstens einmal versuchen, mit Pinsel und Farbe zurechtzukommen, denn mit der sogenannten dekorativen Kosmetik läßt sich durchaus zaubern. Doch diese ›Zauberei‹ will gelernt sein. Und sicher ist es besser, sich gar nicht zu schminken, als sich schlecht zu schminken.

Bei der Verwendung von Farbe im Gesicht geht es immer nur um ein Ziel: Vorzüge herausstreichen und Nachteiliges in den Hintergrund treten zu lassen. Deshalb wird man bei der Auswahl der Schminkutensilien die individuelle Farbe und Form des Gesichts als ›Vorlage‹ nehmen und nicht das Gesicht von irgend jemanden, der in der Werbung mit diesem oder jenem Make-up besonders gut aussieht. Die Farbe der Augen, des Haares und der Haut bestimmen die Auswahl der Schminkfarben; die Form der Augen, der Lippen, der Nase und des ganzen Gesichts hingegen die Technik des Schminkens. Jedes Gesicht hat seine individuelle natürliche Farbe, die durch geschicktes Make-up unterstrichen, aber nicht weggeschminkt wird. Fast immer produziert die Natur schönere Farben als die chemische Industrie, und kaum jemand würde eine rosige Hautfarbe mit rosigem Make-up überpinseln. Keine noch so teure Teintgrundierung könnte die raffinierten Farbnuancen natürlich schöner Hautfarbe herbeizaubern. Und wem die Natur schöne Augen mitgegeben hat, wird sie mit hauchzart aufgetragenem Lidschatten besser hervorheben können als mit dicken Kajalstrichen oder grellen, harten Lidschatten. Dick auftragen darf man den Lidschatten übrigens auch bei kleinen Augen nicht, das würde sie nur noch kleiner erscheinen lassen. Oliver Echaudmaison, einer der weltberühmten Visagisten und Schönheitsberater von Prinzessin Caroline von Monaco, von Charlotte Rampling und von Mireille Matthieu, faßte die Kunst des Schminkens in einem Satz zusammen: »Man muß das Gesicht *darunter* schminken und keine Maske anlegen. Ich betone die guten Punkte und verhülle die schlechten.« Bei Prinzessin Anne von England zum Beispiel zupfte er die Augenbrauen in eine schöne Form und betonte durch ein sehr raffiniertes Augen-Make-up und mit modellierendem Wangenrouge den oberen Teil des Gesichts, um den Blick von ihrer ein wenig zu groß geratenen Nase und den etwas wulstigen Lippen abzulenken. So versteht man also unter ›Wegzaubern‹ die Aufmerksamkeit von wenig günstigen Partien des Gesichts ab- und auf einen attraktiven Punkt hinzulenken.

Weniger ist mehr

Weniger ist mehr – das ist beim Schminken ein ungeschriebenes Gesetz und das wichtigste Gebot für gute Schminktechnik. Zu dick und ungleich aufgetragene Teintgrundierung, patziger Lid-

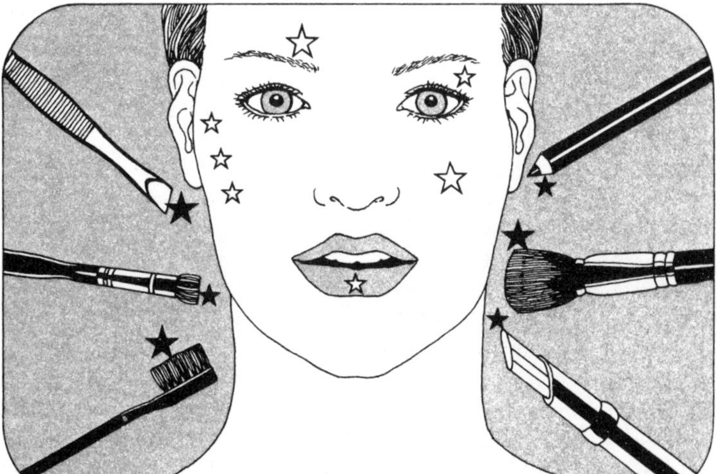

schatten, fette Balkenlidstriche, intensiv gefärbte Augenbrauen, das sind die ärgsten Sünden gegen die Ästhetik der Gesichtsgestaltung.

Sich gut zu schminken ist eine Kunst, die man nicht an einem Tag erlernen kann. Im folgenden Schminkkurs versuche ich, jeden Handgriff dieser Kunst genau zu erklären. Aber die Erläuterungen schaffen nicht sofort geschickte Hände, und nur durch ständiges Üben kann jedem Mädchen das perfekte Schminken zur Selbstverständlichkeit werden.

Kleiner Schminkkurs in 10 Punkten

1. Reinigen

Bevor du mit dem Schminken anfängst, wird das Gesicht wie üblich gereinigt. Zur Entfernung von Augen-Make-up nimmst du ein öllösliches Reinigungsmittel, am besten eignet sich süßes Mandelöl dazu. Eine kleine Mullkompresse wird leicht befeuchtet und mit wenig süßem Mandelöl beträufelt. Damit wird die Haut um die Augen sanft abgewischt. Watte eignet sich nicht zur Entfernung von Augen-Make-up, da feine Wattereste immer in den Wimpern kleben bleiben und nur schwer zu entfernen sind. Nach der Reinigung wird die Haut mit Gesichtswasser nachgereinigt.

2. Augenbrauen zupfen

Gut gezupfte Augenbrauen geben dem ganzen Gesicht die richtige Form; der harmonische Verlauf der Augenbrauen ist von großer Bedeutung für den Ausdruck des Gesichts. Durch das Zupfen soll aber die natürliche Brauenform nicht wesentlich verändert werden, denn sie steht immer im Einklang mit dem Gesicht. Wichtig ist nur, daß du die ideale Linie der Augenbrauen erkennst und nur die Härchen entfernst, welche diese Linie stören.

Zum Zupfen brauchst du einen Vergrößerungsspiegel und eine gutfunktionierende Pinzette. Vergrößerungsspiegel sind für wenig Geld in jedem Kaufhaus erhältlich und für präzises

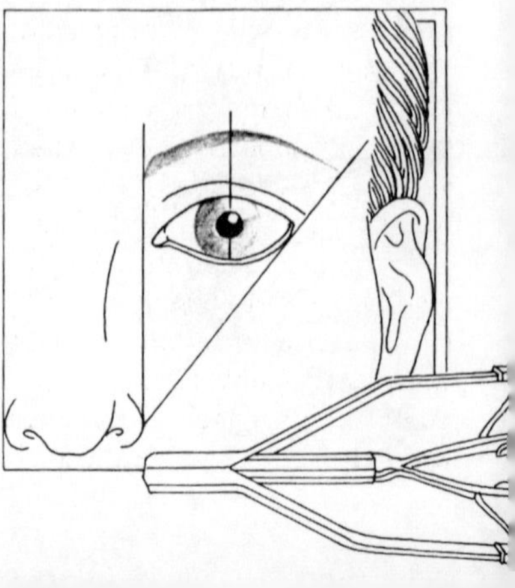

Schminken unerläßlich. Auch die Pinzette gibt es im Kaufhaus. Am wenigsten schmerzhaft zupft die automatische Pinzette, die durch einen leichten Druck der Finger zuschnappt. Es benötigt ein wenig Übung, mit ihr richtig umzugehen. Wenn man die Haut um die Brauen mit Daumen und Zeigefinger spannt, dann tut es weniger weh, und das Härchen läßt sich besser fassen. Gezupft wird immer in Wuchsrichtung. Bevor man zu zupfen anfängt, bürstet man die Augenbrauen mit einem kleinen Brauenbürstchen in Form. Die Idealform der Augenbrauen beginnt senkrecht über dem inneren Augenwinkel. Um den Verlauf dieser Linie genau festzustellen, kannst du einen dünnen Bleistift anlegen oder mit einem Augenbrauenstift eine feine, abgrenzende Linie ziehen, über die hinaus nicht gezupft werden soll. Die höchste Stelle der Augenbrauen liegt normalerweise senkrecht über der Pupille, kann aber zum Verbreitern des Gesichts ein wenig nach außen und zum Verschmälern nach innen verlegt werden. Das Ende des Brauenbogens soll sanft in Richtung Schläfen verlaufen. Zu tief wachsende Härchen am untersten Augenwinkel und oberhalb der Wangenknochen sollten gezupft werden, denn sie stören die Klarheit der Linie. Außerhalb des Brauenbogens werden die Härchen nicht gezupft.

Bei der Korrektur der Augenbrauenform kommt es darauf an, daß man am unteren Rand der Augenbrauen eine klare Linie findet, daß die Brauen nicht über der Nasenwurzel zusammenwachsen und daß sie am Ende eine klar verlaufende Spitze haben. Es wird häufig der Fehler gemacht, zu viele Härchen unterhalb des Brauenbogens zu entfernen. Dadurch kann eine harte Linie entstehen, und die Augenbrauen verlieren ihre natürliche Form.

3. Make-up-Unterlage

Nach der Reinigung und dem Augenbrauenzupfen wird die Haut leicht eingecremt. Die Hautcreme fein über das ganze Gesicht und den Hals verteilen. Kurz einziehen lassen und dann mit einem weichen Papiertüchlein überschüssige Reste entfernen.

4. Abdecken von Hautunreinheiten und Flecken

Bevor die Teintgrundierung aufgetragen wird, deckt man unreine Hautstellen, Pigmentflecken, dunkle Augenringe oder geplatzte Äderchen mit einem Abdeckstift ab. Abdeckstifte gibt es in mehreren Farben, von Hellgrün bis zu den verschiedenen Schattierungen von Rosa. Der grüne Abdeckstift wird zum Verdekken von roten Hautstellen genommen, für geplatzte Äderchen zum Beispiel. Der rosarote Abdeckstift wird für das Kaschieren von Mitessern und Pigmentflecken verwendet, auch für dunkle Ringe unter den Augen. (Hier eine kleine Zwischenbemerkung. Dunkle Augenringe, die nicht angeboren sind, sondern plötzlich auftreten, können das Anzeichen einer Krankheit sein. Wer dunkle Augenringe bekommt, obwohl er ausreichend für Schlaf und ausgeglichene Ernährung sorgt, sollte sich gründlich untersuchen lassen.)

Wenn du keine roten Hautstellen, sondern Pickel oder Mitesser verdecken mußt, empfiehlt sich der rosarote Abdeckstift, für unreine Haut gibt es spezielle, antiseptische Abdeckstifte.

Der Stift wird nicht direkt auf die Haut aufgesetzt, sondern man gibt ein wenig von der Farbe auf den Zeigefinger und verreibt sie gleichmäßig auf der betreffenden Hautstelle. So wird die Abdeckung fein verteilt, und die Übergänge werden verwischt. Bei richtiger Anwendung darf man nach dem Auftragen des Abdeckstiftes nicht gepunktet aussehen.

5. Teintgrundierung

Die Teintgrundierung wird auch Fond de Teint, Base, Foundation oder Make-up genannt. Der Zweck ihrer Anwendung besteht darin, der Haut ein gleichmäßiges Aussehen zu verleihen, kleine Hautunebenheiten abzudecken und trotzdem natürlich zu wirken. Jede Teintgrundierung enthält Farbstoffe, wobei die Konzentration der Farbstoffe die Deckkraft bestimmt. Bei schöner und gut durchbluteter Haut ist eine Teintgrundierung nicht nötig. Aber auch bei unebenmäßiger und unreiner Haut muß die Teintgrundierung sehr vorsichtig angewendet werden, damit das Gesicht nicht maskenhaft wirkt.

Flüssige, cremige oder kompakte Teintgrundierungen werden in vielen Farben angeboten. Cremige und kompakte Teintgrundierungen enthalten die

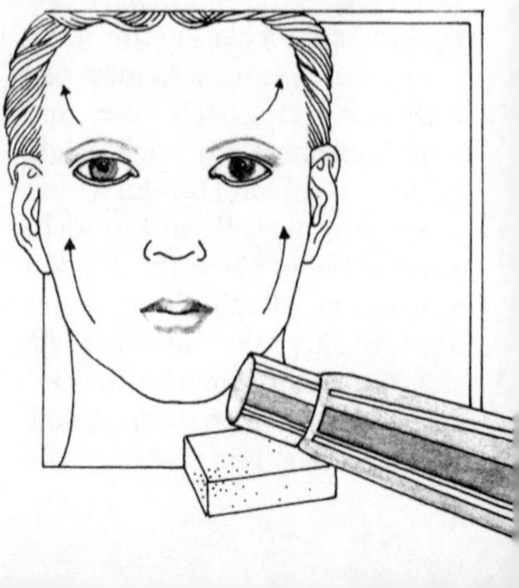

meisten Farbpigmente, weshalb sie stark abdeckend und eher für gerötete und fleckige Haut geeignet sind. Teintgrundierungen mit Glanzeffekten enthalten glitzernde Partikelchen und sollten nur am Abend verwendet werden. Am natürlichsten wirkt die sogenannte Transparent-Teintgrundierung, die man in flüssiger Form bekommt. Sie enthält ein Minimum an Farbzusätzen, läßt sich sehr fein verteilen und ist als Tages- und Abend-Make-up ideal. Wenn man fleckige und unreine Haut mit Abdeckstift behandelt hat, kann man ohnehin auf eine stark abdeckende Teintgrundierung verzichten.

Bei der Auswahl der Farbe – sei es nun von transparenten oder von stärker abdeckendem Makeup – gibt es eine gute Regel. Die Farbe soll immer einen halben Ton heller sein als die natürliche Hautfarbe. Ein halber Ton, das ist nur sehr wenig heller, es ist genaugenommen nur eine kleine Nuance, die man finden muß. Deshalb solltest du beim Einkauf eine kleine Probe von Teintgrundierung auf der Gesichtshaut fein verteilen und bei Tageslicht im Vergrößerungsspiegel überprüfen.

Ob flüssig, cremig oder kompakt, niemals solltest du die Teintgrundierung direkt mit den Fingern im Gesicht verteilen, sonst wird sie zu dick und zu ungleichmäßig aufgetragen. Auch bei transparentem Makeup brauchst du für eine feine und gleichmäßige Verteilung ein kleines Schwämmchen. Das Schwämmchen wird leicht angefeuchtet, ein wenig Teintgrundierung auf den Handrükken oder in die hohle Hand gegeben, das angefeuchtete Schwämmchen daraufgedrückt, und nun erst wird die Grundierung gleichmäßig über das Gesicht verteilt. Von unten nach oben dünn auftragen, vom Kinn über die Wangenknochen bis zur Stirn. Am Hals läßt du die Teintgrundierung fein verlaufen, damit keine Ränder entstehen. Nachdem die Grundierung aufgetragen ist, drückst du ein Papiertüchlein aufs Gesicht, um die überschüssigen Reste zu entfernen.

Die Kunststoffschwämmchen zum Auftragen der Teintgrundierung gibt es in der Parfümerie. Weniger geeignet sind Naturschwämmchen; da die Oberfläche nicht gleichmäßig glatt ist, geht in ihren Poren zuviel Grundierung verloren, und die Farbe läßt sich nicht streifenlos auftragen. Deshalb ist das Kunststoffschwämmchen vorzuziehen. Es wäre aber unhygienisch, das Kunststoffschwämmchen täglich zu benutzen, ohne es gründlich zu reinigen. Deshalb kannst du aus einem Stück Schaumstoff, wie er für die Verpackung verwendet wird, kleine Stücke zurechtschneiden und sie nach der Verwendung wegwerfen. Abgesehen von der Hygiene ist dies auch die billigste Anschaffung.

6. Puder

Bevor Rouge und Lidschatten aufgetragen werden, verwendet man einen Hauch von transparentem Puder als Unterlage. Dieser feine Puderhauch bewirkt, daß sich die Farben viel gleichmäßiger auftragen lassen als auf die naturgemäß feuchte und leicht fette Haut. Es ist aber nicht ganz einfach, den Puder unsichtbar auf der Haut zu verteilen. Um zu erklären, wie wenig Puder mit ›einem Hauch‹ gemeint ist, sagte mir einmal eine Visagistin im Scherz, es genüge schon, mit einem puderbestäubten Pinsel durch das Zimmer zu gehen, dann fiele immer noch genug Puder auf das Gesicht. Die Schminkregel Nummer eins, daß weniger mehr ist, kannst du ganz besonders beim Pudern üben.

Im Handel hast du die Auswahl zwischen Kompaktpuder und losem Puder. Loser Puder ist prinzipiell besser geeignet zum Schminken, weil er sich feiner verteilen läßt. Praktisch ist der Kompaktpuder in der Dose für die Handtasche, damit man sich unterwegs das Make-up auffrischen kann.

Losen Puder bekommst du in vielen Farben. Am natürlichsten wirkt auf junger Haut der Transparentpuder. Die Firmen nennen ihn farblosen Puder, weil er weniger abdeckende Farbsubstanzen enthält als andere Puder. Er ist aber nicht farblos, sondern farbarm und verändert deshalb nicht die Farbe der Haut oder der Teintgrundierung, sondern wirkt vor allem mattierend. Auch Transparentpuder hat verschiedene Farbtöne, von Rosa bis Beige. Bei der Auswahl der Puderfarbe gilt die Regel, daß die Farbe eine halbe Nuance heller sein soll als die Farbe der Teintgrundierung. Schon aus diesem Grund muß man beim Einkauf die Teintgrundierung mitnehmen oder aufgetragen haben,

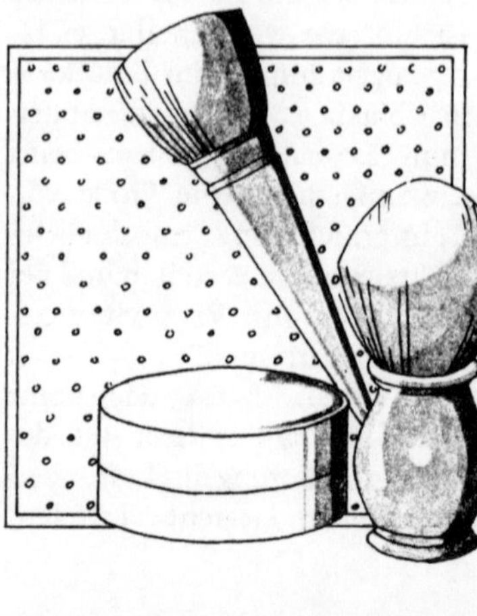

um sehr genau vergleichen zu können.

Um den losen Puder unsichtbar aufzutragen und zu verteilen, brauchst du einen großen Puderpinsel. Diese Puderpinsel bekommt man in Parfümerien, sie sind allerdings recht teuer; ich möchte hier einen Vorschlag machen, der wenig kostet. In jedem Kaufhaus gibt es für wenig Geld Rasierpinsel aus echtem Haar, die sich ganz ausgezeichnet für das Auftragen des Puders eignen. Mit dem Pinsel nimmt man ein wenig losen Puder auf und klopft ihn am Rand der Puderdose wieder ab, damit nicht zuviel am Pinsel hängenbleibt. Nur der feine Puderhauch, der am Pinselhaar zurückbleibt, wird rasch und zügig in die Haut eingeklopft, auch um die Augen, die Lippen und den Hals. Danach nimmt man einen frischen Wattebausch und tupft alle überschüssigen Puderreste ab. Statt des Wattebausches nehmen übrigens professionelle Visagisten eine weiche Babybürste und bürsten damit das ganze Gesicht leicht ab.

Es gibt einen Test für richtige Anwendung von Puder: ein Papiertüchlein mit beiden Händen auf das Gesicht drücken und eine Weile festhalten. Wenn man sparsam gepudert hat, darf das Papiertuch keinen Hauch von Puder mehr aufweisen.

7. Das Augen-Make-up

Lidschatten: Nach dieser Vorbereitung läßt sich der Lidschatten jetzt leicht auftragen. Die Lidschatten werden nach der Farbe und der Form der Augen ausgewählt und angewendet; was die Farbe betrifft, so wirst du gut daran tun, wenn du sie in der Farbe deiner Augen aussuchst. Leider gibt es nicht immer die exakt passende Farbe, deshalb mußt du manchmal ein wenig improvisieren und dir die richtige Farbe selbst zusammenmischen.

Nach Ansicht des französischen Visagisten Fleurimon gibt es zwei Grundtypen des Auges: das helle Auge, bei dem die Schminktechnik Klarheit verlangt, und das intensive, dunkle Auge, dem die Schminke Tiefe verleihen muß. Er rät daher, die hellen Augen mit hellen Lidschatten zu schminken und dunklen Eyeliner zu meiden. Die gewünschte Tiefe des dunklen Auges wird mit dunkleren Lidschatten erreicht.

Es ist für den Laien wirklich nicht einfach, sich aus einem übergroßen Angebot von verschiedenartigen Lidschatten den idealen herauszusuchen. Es gibt flüssige Lidschatten, cremige und pudrige. Der flüssige Lidschatten läßt sich sehr fein verteilen, hat aber den Nachteil, daß man sehr viel Übung braucht, um ihn ohne Ränder fast unsichtbar aufzutragen. Der fetthaltige Cremelidschatten läßt sich zwar leichter auftragen, aber er hat die Tendenz, durch die natürliche Wärme der Haut zu verlaufen und sich in der Lidfalte anzusammeln. Der Puderlidschatten, der in Form eines kleinen Pudersteins oder als Palette in mehreren Farben angeboten wird, hat diese Nachteile nicht und erfordert beim Auftragen auch keine so große Geschicklichkeit wie etwa der flüssige Lidschatten. Deshalb empfiehlt sich die Anschaffung einer kleinen Farbpalette von pudrigen Lidschatten, damit man die Farben mischen kann.

Ob pudrig oder flüssig, ein ›Muß‹ für das richtige Auftragen des Lidschattens ist ein geeigneter Pinsel und ein Vergrößerungsspiegel. Der in den Parfümerien angebotene Lidschattenpinsel ist allerdings recht teuer. Genausogut arbeitet es sich mit einem Aquarellfarbenpinsel Größe 3, den du für wenig Geld in jedem Farbgeschäft kaufen kannst. Da die Pinselhaare zu lang sind und zu spitz verlaufen, schneidest du mit einer scharfen Schere ein Drittel gerade ab und hast so den perfekten Lidschattenpinsel.

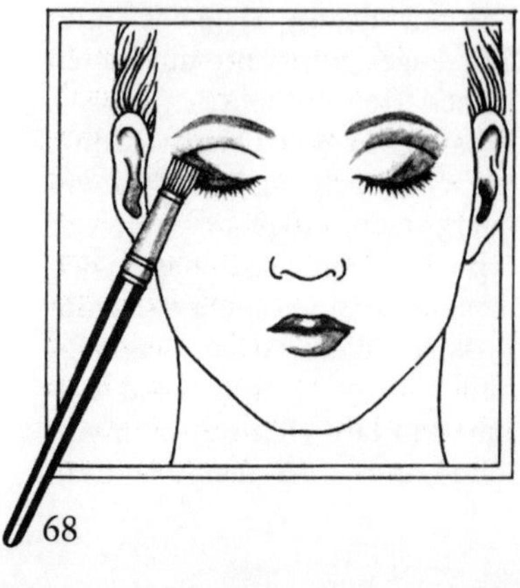

Mit dem Lidschattenpinsel ein wenig Farbe aufnehmen und abstreifen, so daß nur noch wenig Farbe auf dem Pinsel vorhanden ist. In der Lidmitte ansetzen und die Farbe gleichmäßig von der Mitte aus nach außen auf dem Lid verteilen. Schräg über dem Augenwinkel den Schatten etwas dunkler werden lassen, indem man einen Hauch mehr Farbe aufträgt, nach innen zu schwächer, indem man nur noch wenig Farbe aufträgt. Der obere Rand darf keine harte Kontur bekommen, sondern soll weich aussehen; deshalb wird er mit dem Pinsel oder den Fingerspitzen leicht verwischt.

Um das Auge optisch zu vergrößern, kannst du nun eine zweite, etwas hellere oder schimmernde Farbe aus der Farbenpalette zwischen Augenbrauen und Lidfalte auftragen. Je zarter der Schimmer, desto perfekter sieht dein Augen-Make-up aus. Nichts wirkt ungekonnter als glitzernde Balken unter den Augenbrauen! Nachdem du ein wenig hellere Farbe mit dem Pinsel aufgenommen hast, muß er gut abgestreift werden, bevor er mit der Haut in Berührung kommt. Nur so läßt sich heller und schimmernder Lidschatten, auch Highlighter genannt, feinstens verteilen. Mit den Fingerspitzen verwischen, insbesondere die Übergänge.

Eyeliner: Eyeliner nennt man flüssige, kompakte oder pudrige Farben, mit denen das Augenlid umrahmt wird, um dem Blick mehr Tiefe und Ausdruck zu verleihen. Die Schminktechnik wechselt mit der Mode. Früher wurden die Augen schwer und dunkel umrandet, heute wird der Eyeliner im feinen Strich angewendet und wirkt dadurch viel natürlicher.

Welcher Eyeliner läßt sich nun am leichtesten anwenden und sieht am besten aus, cremiger, flüssiger oder pudriger Eyeliner? Beginnen wir mit dem flüssigen Eyeliner, der in kleinen Fläschchen oder in Hülsen angeboten wird. Er hat den Nachteil, daß sich der Lidstrich mit der relativ dickflüssigen Farbe nicht fein genug auftragen läßt. Ziehst du einen durchgehenden Strich, wirkt dieser hart, wenn er nicht ganz hauchfein gepinselt ist. Strichelt man die Linie, wirkt sie leicht verschmiert, wenn nicht jeder einzelne der kleinen Striche gleichmäßig ist. Um den flüssigen Eyeliner richtig anzuwenden, mußt du sehr viel Farbe vom Pinsel abstreifen, bevor du mit dem Stricheln beginnst.

Zu den kompakten Lidschatten gehört der Eyeliner-Stift, der heute allgemein unter der Bezeichnung Kajalstift zu haben ist. Es ist ein sehr weicher Schminkbleistift, den es in vielen Farben gibt. Bei der Auswahl der Farbe gilt die Grundregel: Der Kajalstift sollte die Farbe der Augen haben. Wenn du keinen Stift in deiner Augenfarbe bekommst, dann suche für helle Augen nach hellen Farben und für dunkle Augen nach dunkleren Farben. Es sieht zum Beispiel sehr unschön aus, wenn man hellblaue Augen mit schwarzen Kajalstiftstrichen umrandet; hier würde sich ein mittelblauer Stift viel besser eignen. Gute Kajalstifte sind sehr weich, und wenn du sie gespitzt hast, läßt sich unterhalb des unteren Wimpernrandes mühelos eine hauchfeine Linie stricheln. Niemals sollte man einen Strich im Ganzen durchziehen, das würde nur eine harte Linie ergeben. Die direkt unter den Wimpern gestrichelte Linie wird mit den Fingern leicht verwischt, so daß sie zum feinen Schatten wird. Dann werden die Übergänge am äußeren Unterlid mit etwas farbigem

Lidschatten ganz leicht verbreitert und vorsichtig verwischt.

Wenn du auch das obere Augenlid umranden willst, genügt eine sehr fein gestrichelte Linie von der Mitte bis zum äußeren Augenlid. Diese Linie wird mit dem Lidschattenpinsel weich verwischt. Ich habe bereits den Cake-Eyeliner erwähnt. Experten verwenden ihn für die feine Umrahmung des oberen Augenlids. Den Cake-Eyeliner bekommst du in Form eines Pudersteins. Mit dem dazugehörigen feinen Pinsel wird der Stein angefeuchtet und der Lidrand im letzten äußeren Drittel fein gestrichelt. Noch feinere Striche kannst du jedoch mit einem Wasserfarbenpinsel Größe 1 ziehen. Auch hier wird die fein gestrichelte Linie am Schluß mit dem Pinsel leicht verwischt.

Wimperntusche: Im Handel nennt man Wimperntusche eine wasserlösliche Tusche als Stein. Als Mascara bezeichnet man fettlösliche Tusche im Automatikroller. Ein Vorteil der mit Wasser anzurührenden Tusche besteht darin, daß sie sich sehr fein auftragen läßt, während Mascara die Wimpern leicht verklebt. Außerdem läßt sich Mascara nur dann gut anwenden, wenn das Rollbürstchen aus der Hülse noch viel feuchte Farbe aufnimmt. Sobald das Bürstchen trocken ist, kann man es nicht mehr verwenden und muß die farbenthaltende Hälfte der Hülse, das sogenannte Refill, nachkaufen. Der Tuschstein ist ergiebiger und daher auch billiger.

Um die Wimpernfarbe gut haltbar zu machen, trägst du sie mehrmals auf, bürstest die Wimpern mit einem sauberen Wimpernbürstchen in Form und richtest abschließend die Wimpern mit dem Bürstchen ›mandelaugenförmig‹ nach außen. Die schon vorgetuschten Wimpern bleiben so in der gewünschten Lage. Beim Bürsten werden nicht nur überschüssige Farbreste entfernt, sondern die einzelnen Härchen voneinander getrennt. Schön getuschte Wimpern wirken wie ein Wimpernkranz aus einzelnen Härchen, während verklebte ›Fliegenbeine‹ das schönste Make-up ruinieren. Aus diesem Grund ist die Anschaffung eines kleinen runden Wimpernbürstchens oder eines Wimpernkämmchens besonders wichtig für ein perfektes Augen-Make-up.

Augenbrauen: Wenn du die Augenbrauen in die richtige Form gezupft und gebürstet hast, ist die Anwendung eines Augenbrauenstiftes fast immer überflüssig. Auch helle Augenbrauen läßt man heute ganz natürlich und zieht sie nicht nach. Wenn man kleine Schönheitskorrekturen vornehmen will, zum Beispiel weil man sich Löcher gezupft hat, bürstet man die Augenbrauen in die entgegengesetzte Richtung und pinselt dann ganz fein mit farblich passendem Puderlidschatten oder Cake-Eyeliner die Linie nach. Nun bürstet man die Augenbrauen wieder in Form und verwischt dabei die Farbe, so daß überhaupt keine Striche zu sehen sind.

8. Rouge

Rouge (aus dem Französischen: rot) nennt man in der Kosmetik das Wangenrot. Mit Rouge kannst du zaubern, wenn du es richtig anwendest. Es gibt dem Gesicht ein frisches, rosiges Aussehen, es modelliert die Gesichtsform und läßt das Augen-Make-up ausdrucksvoller erscheinen.

In der Parfümerie gibt es Rouge in cremiger und pudriger Form oder auch als fetten Puderstein. Die Farbskala reicht von Hellrosa über Blaurot bis Braunbeige. Für das Abend-Make-up findest du Rouge mit Perlmutteffekt oder glitzerndem Puderstaub. Die Farbe des Rouge muß zu deiner Hautfarbe passen, und als Grundregel kann man sagen, je heller die Haut, desto heller das Rouge. Dunkles Rouge wirkt auf heller Haut fleckig, ebenso helles Rouge auf dunklem Teint. Puderrouge oder fetthaltiger Rougestein läßt sich feiner auftragen und besser verteilen als Cremerouge. Während das Cremerouge in die Haut eindringt und allzuleicht fleckig aussieht, bleibt das Puderrouge auf der Haut liegen und ist auch länger haltbar.

Für das Auftragen von Puderrouge brauchst du einen kleinen breiten Pinsel, mit dem du ein wenig Rouge aufnimmst und in der Puderdose wieder abklopfst. Das Rouge wird vom Haaransatz unterhalb der Schläfe bis zum Wangenknochen leicht eingestäubt, wobei der Pinsel nicht schräg, sondern senkrecht aufgesetzt wird. Wenn du ein schmales Gesicht hast, darfst du nicht die Hauptpunkte auf den Wangenknochen, sondern mußt die äußeren Partien des Gesichts betonen. Bei breiter Gesichtsform modelliert das Rouge, wenn es schräg von oben nach unten angesetzt wird, und zwar beginnend vom Haaransatz von den Schläfen bis schräg unterhalb der Wangenknochen. Wenn du herausfinden willst, wie du deine Gesichtsform mit Rouge am besten betonen oder korrigieren kannst, solltest du ein wenig experimentieren: Farbe, die du nach unten ziehst, verlängert das Gesicht, Farbe die in die Breite gezogen wird, verbreitert optisch das Gesicht. Wer mit Rouge geschickt umgehen kann, gibt ein wenig davon auch aufs Kinn und auf die Stirn unterhalb des Haaransatzes, um das ganze Gesicht zu modellieren.

Mit dem Rougepinsel werden die Übergänge leicht verwischt, damit keine Ränder zu sehen sind. Um das Rouge zu fixieren, überstäubt man es am Schluß noch mit einem Hauch Transparentpuder.

9. Lippenstift

Ein Prinzip der Gesichtsgestaltung lautet: je intensiver das Augen-Make-up, desto sparsamer die Lippenstiftfarbe. Das gilt vor allem für das Tages-Make-up, denn am Abend, bei künstlicher Beleuchtung, dürfen die Lippen schon intensiver rot sein. Um die Lippenform präzise nachzuschminken, brauchst du zum Auftragen der Lippenfarbe einen Lippenpinsel. Billiger als der in der Parfümerie erhältliche Lippenpinsel ist ein Ölfarbenpinsel Größe 2. Mit dem Lippenpinsel kannst du auch die Form der Lippen korrigieren. So läßt sich ein zu schmaler Mund mit dem Pinsel etwas breiter ausmalen, und auch breite Lippen lassen sich schmaler nachzeichnen. Jedoch darf man bei der Korrektur zu schmaler Lippen nicht über

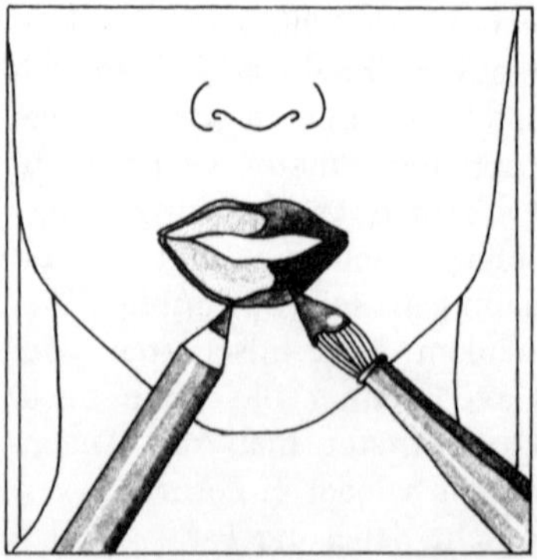

den Lippenrand hinausmalen, sondern nur den äußeren Lippenrand nachziehen. Bei zu breiten Lippen führst du den Pinsel entlang des inneren Lippenrandes. Außerdem kannst du mit dem Lippenpinsel verschiedene Lippenstiftfarben miteinander mischen. Hellere Punkte setzt man auf Stellen, die mehr hervortreten, dunkle auf Stellen, die mehr zurücktreten sollen. Um den Lippen einen hübschen Glanz zu verleihen, kann man mit dem Pinsel auch ein wenig Lipgloss über den Lippenstift verteilen.

10. Lipgloss

Bei jungen Mädchen ist das Lipgloss beliebter als der klassische Lippenstift. Farbiges Lipgloss gibt den Lippen einen zartglänzenden Rotschimmer, ist leicht anzuwenden, und die Lippen sehen weniger geschminkt aus.

Rotes und farbloses Lipgloss kannst du leicht selbst herstellen.

Farbloses Lipgloss

Zutaten:
1 erbsengroßes Stück Bienenwachs
1 Kaffeelöffel Lanolin anhydrid
1 Eßlöffel Rizinusöl
1 Eßlöffel Babyöl

Zubereitung: Alle Zutaten werden in einem hohen feuerfesten Glas- oder Porzellantopf auf dem kochenden Wasserbad geschmolzen. Sobald eine klare Fettschmelze entstanden ist, rührt man die Mischung einmal um, füllt sie in eine kleine Cremedose und läßt sie abkühlen. Damit du das Lipgloss auch in der Handtasche mitnehmen kannst, sind zum Abfüllen kleine Döschen praktisch.

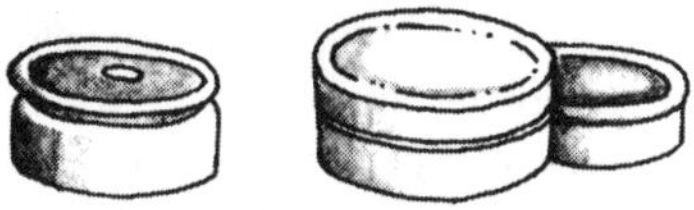

Rotes Lipgloss
Du benötigst die gleichen Zutaten wie für das farblose Lipgloss. Und es wird auch ebenso zubereitet. Zum Färben mußt du einen oder mehrere Lippenstiftreste mitschmelzen lassen, wobei folgende Grundregel zu beachten ist: Helle Lippenstiftfarben geben nur eine ganz zarte Tönung an das Lipgloss ab, während dunklere Farben ein intensiveres Rot ergeben. Natürlich können auch helle und dunkle Lippenstiftreste gemischt dazugegeben werden. Mit der gleichen Grundmasse kann man auch mehrere verschiedene Rottöne ins Gloss zaubern, von hell bis tiefdunkel. Dazu fügt man den Lippenstiftrest für den hellsten Ton zuerst zu, gießt eine kleine Portion ab und gibt dann nach und nach immer dunklere Lippenstiftreste in die Mischung. Von jedem dunkleren Ton wieder ein Döschen abfüllen und dann den nächstdunkleren Lippenstiftrest zugeben. So kann man sich eine ganze Gloss-Palette, von Rosé bis Rubin, kreieren. Und wenn dir eine Farbe nicht gefällt, wird sie einfach noch einmal eingeschmolzen und deinen Farbwünschen entsprechend geändert.

8
Körperpflege und die besten Rezepte

Das Bad

Ein Bad zur Körperreinigung gehört so selbstverständlich zu unseren täglichen Gewohnheiten der Hygiene wie das Zähneputzen. Die Haut wird nicht nur schmutzig durch Staub und Schmutzpartikel aus der Luft oder durch den Kontakt mit verschmutzten Gegenständen. Die Haut selbst produziert Schweiß und Fett, sie stößt Hornschüppchen ab, und dieses Gemisch aus Schmutz, Fett, Horn und Schweiß muß täglich mit Wasser und Seife gründlich entfernt werden. Unangenehmer Körpergeruch trägt nicht unbedingt zur Beliebtheit bei, und niemand möchte wegen seines aufdringlichen Geruchs zum Gespött anderer werden. Und ebenso selbstverständlich wie die tägliche Körperwäsche ist auch das Wechseln der Unterwäsche, das Auswechseln von verschwitzten Blusen und Pullovern, Strümpfen und Schuhen.

Ohne Reinlichkeit kann es keine Schönheitspflege geben, und die Pflege der Haut beginnt mit Wasser. Ob du duschst oder ein Bad nimmst, das bleibt eine Frage der persönlichen Vorliebe. Wenn auch das Baden und das Duschen den gleichen Zweck erfüllen, nämlich die Haut zu reinigen, so ist doch die Wirkung auf den Organismus verschieden. Während das Duschbad vor allem anregend wirkt, verhilft das Bad in der Wanne zu wohltuender Entspannung. In einem duftenden, wohltemperierten Wannenbad zu sitzen und zu fühlen, wie der Körper sich im warmen Wasser entspannt, bedeutet schon mehr als bloße Körperreinigung. Besonders am Abend ist es schön, ein wohlriechendes Bad zu nehmen und die Hektik des Tages dabei abklingen zu lassen. Die günstigste Temperatur für ein erholsames Wannenbad liegt bei 37 Grad. Ein voller Magen belastet den Kreislauf, und deshalb hält man sich besser an die Regel: »Das Festmahl folgt der Körperpflege.« Länger als eine Viertelstunde sollte das Bad nicht dauern. Von alters her setzt man dem Badewasser bestimmte Ingredienzen zu, um dem Bad einen angenehmen Duft zu verleihen, die Haut zu pflegen oder um heilende Wirkungen zu erzielen. Niemand badet heute mehr in Eselsmilch wie Kleopatra oder in Wein wie Maria Stuart. Jedoch ist ein kleiner Zusatz von Milch im Badewasser ein herrliches Mittel, um die Körperhaut zu glätten. Man rechnet 3 Liter Milch oder Buttermilch auf eine Wanne, doch kann man das Milchbad auch mit Milchpulver zubereiten, wenn man keine frische Milch im Haus hat. Für zarte Körperhaut sorgt auch Bienenhonig. Man löst eine Tasse Bienenhonig im heißen Badewasser auf, das macht die Haut geschmeidig. Wer unter unreiner Haut zu leiden hat, sollte das seit erdenklichen Zeiten bewährte Kleiesäckchen ins heiße Badewasser hängen. Etwa 100 g Weizenkleie wird in ein dünnmaschiges Leinensäckchen oder in einen ausgedienten Perlonstrumpf gefüllt, fest zugebunden und im heißen Wannenwasser gründlich ausgedrückt.

Die Wirkung von Heilkräutern spielt seit jeher eine wichtige Rolle in der Badekultur. Die Heilkraft der Pflanzen ist unbegrenzt, und es gibt wohl kaum ein Leiden, gegen das nicht ein Kräutlein gewachsen ist. So hilft ein Bad mit Hopfenblüten oder Lindenblüten gegen Schlaflosigkeit, Kräuterauszüge aus Salbei und Kamillenblüten wirken hervorragend bei unreiner Körperhaut, Melisse und Lavendelblüten gegen Nervosität und Verkrampfung, Rosmarin und Pfefferminze gegen Müdigkeit und Abgespanntheit. Ein Kräuterbad ist ganz einfach zuzubereiten: Man gibt 200 g getrocknete Kräuter in einen ausreichend großen Topf, übergießt sie mit heißem Wasser und läßt sie darin 15 Minuten ganz leicht sieden. Dann seiht man die Flüssigkeit durch ein Küchensieb ins heiße Badewasser und drückt die Kräuter gut aus.

Eine zweite Möglichkeit der Zubereitung besteht darin, die getrockneten Heilkräuter in ein Leinensäckchen oder einen alten Perlonstrumpf zu füllen. Das gut zugebundene Säckchen wird in die Badewanne gelegt, während das heiße Wasser einläuft. Und wenn man in der Wanne sitzt, hängt man das Säckchen an den Wasserhahn und drückt ihn während des Badens mehrmals aus.

Die aromatischen Dämpfe, welche die Heilkräuter in warmem Wasser entfalten, wirken

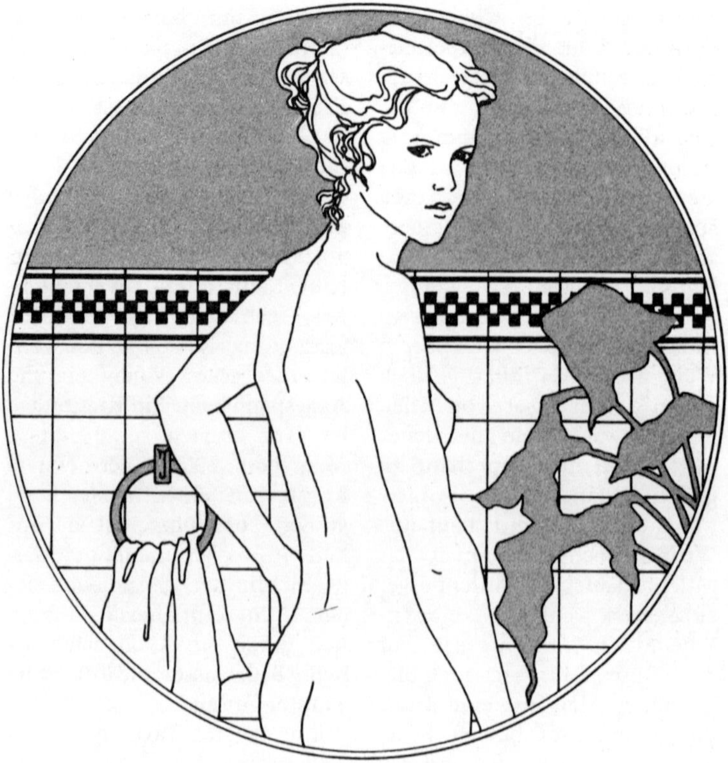

durch die Atmung auf das Zentralnervensystem. Über die Lunge gelangen die Dämpfe in den Körper und wirken heilend und stimulierend auf die Atmungs- und Verdauungsorgane, auf Kreislauf und Nerven. Die in den Heilpflanzen enthaltenen ätherischen Öle haben daher nicht nur eine sehr belebende Wirkung auf unsere Sinne, sie sind auch heilwirksam und deshalb ideal als Badezusatz geeignet. Die ätherischen Öle kann man in jeder Apotheke kaufen, und es ist ganz einfach, duftendes Badeöl damit auch selbst zuzubereiten.

Badeöl aus Heilkräutern

Zutaten:
30 g Rosmarinöl oder
30 g Melissenöl oder
30 g Latschenkieferöl
65 g reines Pflanzenöl
1 Eßlöffel Tween 80

Zubereitung: Hier ist eine kleine Auswahl der besten ätherischen Öle, die aus Heilpflanzen gewonnen werden. Suche dir aus, welcher Duft dir am liebsten ist. Alle Zutaten für das jeweilige Badeöl füllst du in eine 100 g fassende dunkle Apothekerflasche und schüttelst einmal kräftig durch.

Anwendung und Wirkung: Es genügt schon ein Kaffeelöffel Badeöl, um dem Bad einen angenehmen Duft zu verleihen. Die Zugabe des Emulgators Tween 80, den es auch in der Apotheke gibt, bewirkt die Auflösung des Öls im Wasser, und so können keine Fettaugen auf dem Badewasser schwimmen. Und hier noch eine kleine Beschreibung der ätherischen Öle:

Rosmarin
Rosmarin gehört zu den belebenden Heilpflanzen, und ein Rosmarinbad macht munter, es steigert die Durchblutung und regt den Kreislauf an. So ist das Rosmarinöl ein idealer Badezusatz, wenn du recht müde und abgespannt bist und rasch wieder frisch und munter sein möchtest.

Melisse
Sie wirkt vor allem krampflösend und entspannend. Das Melissenölbad verströmt einen feinen, angenehm zitronenähnlichen Duft und ist auch bei Nervosität, Abgespanntheit und Menstruationsbeschwerden zu empfehlen.

Latschenkiefer
Das Latschenkieferöl ist ein idealer Badezusatz für den Winter, denn ein Vollbad mit diesem duftenden Öl wirkt herrlich durchwärmend. Man sollte es nehmen, wenn man recht durchgefroren nach Hause kommt oder wenn man vorbeugend gegen eine beginnende Erkältung etwas unternehmen möchte.

Parfüm-Badeöl

Zutaten:
1 Kaffeelöffel Parfüm oder
2 Eßlöffel synthetisches Parfümöl
80 g Olivenöl
1 Eßlöffel Tween 80

Zubereitung: Hier ein Grundrezept, nach dem du viele verschiedene Arten von duftendem Badeöl machen kannst. Es gibt eine große Auswahl synthetischer oder echter ätherischer Öle, die sich gut zur Einarbeitung ins Badeöl eignen. Man findet Duftnoten wie Rose, Geranie, Iris, Erdbeere, grünes Gras oder grüner Apfel, Pfirsichblüte, Veilchen, Fleur de Nepal oder Patschuli. Du kannst auch Duftmischungen kreieren, etwa Lavendel mit grünem Gras oder Erdbeere mit Zitrone, Geranie mit Iris. Am besten verläßt du dich bei der Zusammenstellung der Düfte auf deine eigene Nase und wählst die Duftnote, die dir am sympatischsten ist. Die richtige Auswahl von Parfümölen ist auch immer eine Sache des individuellen Geschmacks.

Wer sein eigenes Parfüm hat, kann sich damit auch Badeöl herstellen. Das hat den Vorteil, daß man sich stets mit dem gleichen Duft umgibt und durch die Anwendung der unterschiedlichsten Duftnoten kein ›Duftsalat‹ entsteht. Du brauchst zwar für die Zubereitung des Badeöls einen Kaffeelöffel Parfüm, jedoch genügt schon ein Spritzer der Mischung, um dem Badewasser einen herrlichen Duft zu verleihen. Eau de Toilette oder Eau de Parfüm eignet sich zum Mischen nicht, denn Toilettewässer sind alkoholhaltig und lösen sich in Öl nicht auf.

Die Zubereitung des Parfüm-Badeöls ist ganz einfach: Das Olivenöl wird mit dem jeweiligen Parfümöl vermischt, Tween 80 dazugegeben und alles in eine dunkle Apothekerflasche abgefüllt. Dunkel sollte die Flasche sein, um die Parfümöle gegen Lichteinfluß zu schützen. Nun wird die Flasche einmal gut durchgeschüttelt und verschlossen aufbewahrt.

Anwendung und Wirkung: Auf ein Vollbad brauchst du nur einen Spritzer des parfümierten Badeöls. Im heißen Wasser entfalten die Parfümöle ihren Duft, und das Bad in aromatischen Dämpfen ist ungemein entspannend und wohltuend. Auch bewahrt der Zusatz von Olivenöl die Körperhaut vor Trockenheit.

Parfümiertes Badesalz

Zutaten:
500 g Küchensalz
20 g Alkohol 70%
1 Kaffeelöffel Zimtpulver
2 Kaffeelöffel Zitronenöl

Zubereitung: Zuerst schüttet man das Küchensalz in eine ausreichend große Porzellanschüssel. Nun wird das Zitronenöl im Alkohol aufgelöst und mit einem Holzkochlöffel langsam und portionsweise unter das Salz gerührt. Dann das Zimtpulver unterrühren. Eine Weile sollte die Schüssel unbedeckt stehen bleiben, damit der Alkohol verdunsten kann. Dann wird das duftende Badesalz in ein hübsches, gut verschließbares Gefäß abgefüllt.

Wenn dir der Zitronenduft im Badesalz nicht gefällt, kannst du statt dessen auch ein anderes ätherisches Duftöl verwenden; etwa Orangenblütenöl, Rosenöl, Pfirsichblütenöl oder Lavendelöl, Jasminöl, Nelkenöl oder auch das eigene Parfüm.

Anwendung und Wirkung: Für ein fein duftendes Bad brauchst du ungefähr 100 g Salz, das sich sofort im heißen Wasser auflöst. Wenn man Badeöl und Badesalz mit der gleichen Duftnote zubereitet hat, kann man dem Bad noch einen Tropfen Badeöl zufügen, um den Duft zu steigern.

Schönheitsbad mit Heilkräutern

Zutaten:
100 g Kamillenblüten
50 g Rosenblütenblätter
50 g Lavendelblüten
1 Tasse Bienenhonig

Zubereitung: Für das Bad mit Heilkräutern nimmst du getrocknete Kräuter, die du in der Apotheke oder in der Kräuterhandlung kaufen kannst. Auch die Rosenblütenblätter zählen zu den Heilpflanzen, und die Auszüge aus den Rosenblüten entfalten vor allem ihre tonisierenden und entzündungswidrigen Eigenschaften auf der Haut. Wer selbst Rosen im Garten hat, sollte die Blätter sammeln und luftig im Schatten trocknen, um einen kleinen Vorrat für das Schönheitsbad anzulegen. Allerdings müssen die Rosen ungespritzt sein!

In einem großen Kochtopf bringst du ausreichend Wasser zum Sieden. Nun stellst du das Feuer auf kleinste Stufe und gibst die getrockneten Heilkräuter ins Wasser. Bedeckt eine halbe Stunde auf kleinster Flamme durchziehen lassen. Das Wasser sollte nicht zum Kochen kommen, damit die Heilwirksamkeit der Pflanzen nicht zerstört wird. Dann wird der Kräuterabsud ins heiße Badewasser abgeseiht. Nun löst man noch den Bienenhonig im Badewasser auf, und fertig ist das Schönheitsbad.

Anwendung und Wirkung: Der hohe Anteil an Kamillenblüten in diesem Kräuterbad eigent sich vor allem für die Pflege unreiner Körperhaut. Die hautreinigenden und klärenden Eigenschaften der Kamillenblüten sind seit alters bekannt, und die regelmäßige Anwendung des Schönheitsbades verhilft zu einer klaren, reinen Körperhaut. Auch die Lavendelblüten haben heilende Eigenschaften, und die aromatisch duftenden Blüten wirken durchblutungssteigernd, anregend und porenreinigend. Um die Gesamtheit der schönheitsfördernden Zutaten dieses Bades abzurunden, schenkt der sanfte Rosenduft nicht nur Vergnügen für die Nase. Die in den Rosenblütenblättern enthaltenen Wirkstoffe wie ätherisches Öl,

Fett, Gerbstoff, Zucker, Zitronen- und Apfelsäure wirken entzündungshemmend auf die Körperhaut. Und schließlich sei noch der Bienenhonig lobend erwähnt, der nicht nur in der Ernährung, sondern auch bei der äußeren Schönheitspflege eine so große Rolle spielt. Im heißen Wasser gelöst hinterläßt er keineswegs klebrige Spuren auf der Haut, sondern ist wegen seiner desinfizierenden und heilenden Kraft geschätzt.

Das Schönheitsbad mit Heilkräutern sollte nicht länger als 20 Minuten dauern; die ideale Zeit dafür ist am Abend vor dem Schlafengehen, denn ein wenig anstrengend ist ein Bad in Heilkräutern schon. Es verhilft jedoch nicht nur zu einem wohligen Schlaf, sondern auch zu schöner, reiner Körperhaut.

Unter der Dusche

Besonders morgens nach dem Aufstehen empfiehlt sich ein Duschbad. Es vertreibt Müdigkeit und Bettschwere, es regt die Durchblutung der Haut an, es erfrischt und belebt den Organismus. Als Beweis sportlicher Fitneß beeilen sich manche Leute, morgens so rasch wie möglich aus dem warmen Bett unter die kalte Dusche zu kommen. Für den Körper ist dies fast

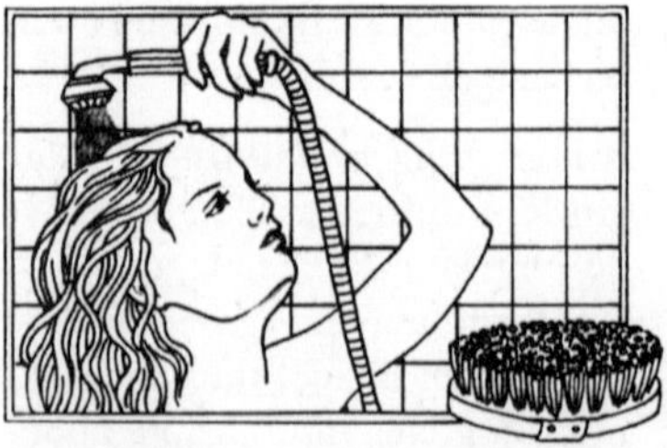

ein Schock, denn nach dem Schlaf braucht der Organismus eine kurze Anlaufzeit, um den Tagesrhythmus aufzunehmen. Deshalb sollte man auch nach dem Aufwachen niemals sofort aus dem Bett springen, sondern ein paar Minuten wach liegen bleiben und langsam aufstehen. Und wenn du deinen Organismus auf freundliche Art aufwekken willst, dann nimm einen Sisalhandschuh oder eine Körperbürste oder auch einen Luffaschwamm, den klassischen Massageschwamm aus Pflanzenfaser, und bürste dich vor der Dusche von Kopf bis Fuß damit. Das Körperbürsten dauert nur eine Minute und ist ungemein belebend. Wer sich täglich gründlich bürstet, regt die Durchblutung und den Stoffwechsel des Gewebes an, und nach der Massage fühlt sich die Haut weich und zart an. Die Bürstenmassage soll immer in Richtung Herz durchgeführt werden. Man beginnt mit dem rechten Fuß und bürstet hinauf zu den Hüften, dann kommt das linke Bein dran, immer zuerst die Außenseite, dann die Innenseite der Beine. Den Bauch bürstet man im Uhrzeigersinn, die Hände und Arme werden zunächst auf der Außenseite, dann von innen hinauf gebürstet. Der Busen wird nur leicht massiert, erst die rechte, dann die linke Brust. Dekolleté und Hals bürstet man vom Busenansatz in Richtung Kinn. Um an den Rücken zu gelangen, verwendest du am besten eine lange Stielbürste oder einen langen Naturfaserstreifen mit Griffen, mit dem du dir den Rücken abrubbeln kannst. Nach dieser angenehmen Vorbereitung wirkt die anschließende Dusche wie ein prickelnder, erfrischender Regen auf die Haut.

Die Schönheitspflege nach dem Bad

Sesam-Massageöl

Zutaten:
150 g Sesamöl
10 g Lanolin anhydrid
(1 gehäufter Kaffeelöffel)
Parfümöl nach Wahl

Zubereitung: Das naturreine Sesamöl wird aus den Samen des Sesamstrauchs gewonnen und ist in Apotheken und Reformhäusern erhältlich. Auf dem kochenden Wasserbad im feuerfesten Glastopf wird zunächst das Lanolin anhydrid geschmolzen. Nun gibt man das Sesamöl hinzu, und sobald eine klare Mischung entstanden ist, nimmt man den Topf vom Feuer. Etwas abkühlen lassen und dann das Parfümöl tropfenweise zufügen. In eine Flasche abfüllen und kühl aufbewahren, denn Öl wird im warmen Badezimmer bald ranzig. Bei der Auswahl des Parfümöls sollte man sich wieder an die bevorzugte Duftnote halten. Es eignen sich beispielsweise Parfümöle wie Zitrone, Melisse, Lavendel als erfrischende, kühle Duftnoten. Wer etwas süßeren Duft bevorzugt, könnte Rose oder Geranie nehmen. Die Menge mußt du je nach Intensität des Duftes berechnen. Am besten träufelst du ein wenig deines bevorzugten Parfümöls ein, schüttelst die Mischung gut durch und stellst dann fest, ob du noch etwas Parfümöl hinzufügen willst.

Anwendung und Wirkung: Mit diesem leicht verstreichbaren Körperöl kannst du dich nach dem Bad von Kopf bis Fuß einreiben. Es genügt schon ganz wenig von der Mischung für eine Anwendung. Insbesondere durch die Zugabe von Lanolin wirkt das pflegende Öl ausgezeichnet gegen trockene Körperhaut. Aber auch zur Fußmassage, zur Hand- und Rückenmassage ist das Körperöl sehr gut geeignet, da es sich fein verteilen läßt und von der Haut rasch aufgenommen wird.

Duftender Körperpuder

Zutaten:
50 g Talkumpuder
15 g Bolus alba
5 g Zinkoxyd
10 Tropfen Parfümöl

Zubereitung: Talkumpuder gibt es offen in der Apotheke, ebenso Bolus alba, den feingeschlemmten weißen Ton, und das heilwirksame Zinkoxyd.

Die drei weißen Pulver werden in einem ausreichend großen Gefäß vermischt und das Parfümöl tropfenweise hinzugefügt. Das Gefäß verschließen und kräftig durchschütteln. Dann wird der duftende Puder durch ein feinmaschiges Küchensieb geschüttelt und in eine hübsche Dose abgefüllt.

Um den Körperpuder gut anwenden zu können, sollte der Dosendeckel Löcher haben, damit man den Puder herausschütteln kann. Sicher findest du zu Hause eine formschöne Bonbondose, die du anmalen oder bekleben kannst; dann klopfst du mit Nagel und Hammer in die Innenseite des Deckels ausreichend viele Löcher.

Bei der Auswahl der Parfümöle sollte man erfrischende und sanft deodorierende Duftnoten nehmen, wodurch sich der Körperpuder auch gut als Deodorant verwenden läßt. Zitronenöl, Melissenöl oder Lavendelöl sind gut geeignet. Auch Pfefferminzöl ist ideal, wobei schon eine Zugabe von 5 Tropfen im Körperpuder ausreichend ist.

Anwendung und Wirkung: Aus der Puderdose streust du ein wenig duftenden Körperpuder in die Hand und massierst die Haut leicht damit ein. Wenn man keine Puderdose mit Löchern hat, nimmt man einen großen Wattebausch, drückt ihn in den Puder und streicht damit über die Haut. Für die Haut unter der Achselhöhle eignet sich der Puder besonders gut, denn er nimmt den abgesonderten Schweiß auf, ohne die Haut zu reizen. Auch als Fußpuder kannst du den duftenden Körperpuder gut gebrauchen.

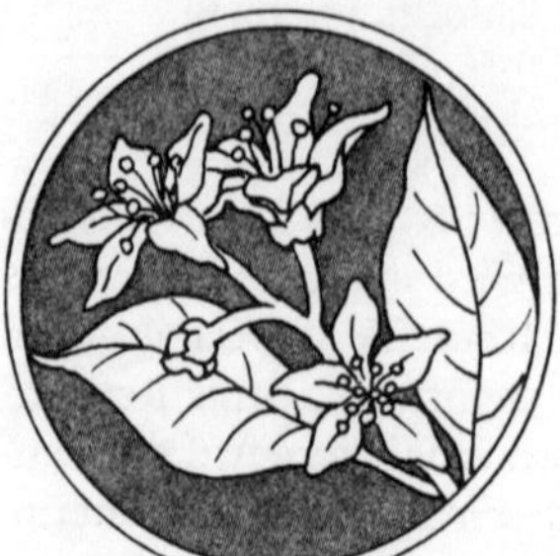

Eau de Toilette

Zutaten:
60 g Alkohol 90%
50 g Orangenblütenwasser
1 Kaffeelöffel
Orangenblütenöl synth.

Zubereitung: Das sanft nach Orangenblüten duftende Eau de Toilette ist ganz einfach zuzubereiten. Das Orangenblütenöl wird im Alkohol aufgelöst und das Orangenblütenwasser dazugegeben. Einmal kräftig durchschütteln und in eine dunkle Apothekerflasche abfüllen. Echtes Orangenblütenöl ist recht teuer, weshalb ich hier das preiswertere synthetische Orangenblütenöl ausgesucht habe. Wenn du andere Duftnoten bevorzugst, so eignen sich zur Parfümierung auch Rosenblütenöl, Pfirsichblütenöl, Zitronenöl, Lavendel- oder Melissenöl. Es hängt jedoch von der Intensität des Duftes ab, wieviel des jeweiligen Parfümöls du brauchst. Um das herauszufinden, füllst du zuerst das Orangenblütenwasser in eine dunkle 100-g-Apothekerflasche. Nun nimmst du etwa ein Drittel des Alkohols, füllst es in eine kleine Tasse und löst ein wenig Parfümöl darin auf. Die Lösung mit dem Orangenblütenwasser vermischen und einmal kräftig durchschütteln. Nun verstreichst du ein wenig von der Mischung auf dem Handrücken. Sobald der Alkohol verflogen ist, kannst du genau feststellen, wieviel Parfümöl noch in Alkohol aufgelöst und hinzugefügt werden muß, bis der Duft deiner ›Nase‹ entspricht. So kannst du jederzeit dein eigenes Eau de Toilette mischen.

Anwendung und Wirkung: Der Gebrauch von herrlich duftendem Toilettewasser ist morgens nach der Dusche wunderbar, um den Tag gut zu beginnen. Man verstreicht ein wenig davon auf die Handgelenke, unter die Arme und über den Nacken. Wer ganz raffiniert damit umgehen will, füllt das hausgemachte Eau de Toilette in eine Zerstäuberflasche und sprüht den Körper leicht damit ein. Auch als Duft für den Wäscheschrank kannst du das Eau de Toilette nehmen. Es ist ein Vergnügen, leicht parfümierte Unterwäsche und Taschentücher zu benutzen.

Die Intimpflege

Bereits in der Kindheit haben wir gelernt, uns täglich von Kopf bis Fuß zu waschen, und es sollte eigentlich selbstverständlich sein, daß damit der ganze Körper gemeint ist und nicht nur bestimmte Teile. Für die Reinigung des Intimbereichs empfehlen Experten die Verwendung eines weichen Waschlappens oder Schwamms, der häufig in der Waschmaschine ausgekocht werden soll. Rauhe Waschlappen aus Kunststoff sind wegen ihrer harten Struktur und ihrer mangelnden Reinigungsfähigkeit nicht empfehlenswert.

Es genügt, den Intimbereich mit warmem Wasser gründlich zu waschen, denn durch die Verwendung von Seife könnten die Schleimhäute der Scheide gereizt werden. Ganz aus dem Badezimmer verbannt gehören die sogenannten Intimsprays. Denn abgesehen davon, daß die Reinigung mit warmem Wasser ausreichend ist, haben die bakterientötenden Intimsprays den Nachteil, die gesunde Bakterienflora der Scheide zu beeinträchtigen. Diese natürliche Barriere gegen Fremdbakterien oder Pilze wird durch die Anwendung von Intimsprays gestört, und es können Entzündungen auftreten.

Wer unter unangenehm riechendem Ausfluß oder Brennen und Jucken an der Scheide zu leiden hat, kann diese Beschwerden selbstverständlich nicht mit Intimspray bekämpfen. Man muß umgehend einen Frauenarzt aufsuchen und sich behandeln lassen. Wichtig für die Pflege des Intimbereichs ist saubere Unterwäsche. Du solltest jeden Tag eine frische Unterhose anziehen. Beim Kauf deiner Wäsche solltest du unbedingt darauf achten, daß die Unterhosen und Unterhemden aus reiner Baumwolle und nicht aus Kunststoff oder Kunststoffgemischen gemacht sind. Diese Materialien sind nicht luftdurchlässig und nimmt keinen Schweiß auf, es bildet deshalb einen idealen Nährboden für Bakterien. Abgesehen davon läßt sich Kunststoffwäsche nicht in der Waschmaschine kochen, sie wird auch schnell grau und sieht schon deshalb recht unästhetisch aus.

Welche Form von Menstruationshygiene soll man anwenden, Tampon oder Binde? Auch junge Mädchen können Tampons verwenden, denn die natürliche Öffnung des Jungfernhäutchens ist im allgemeinen größer als ein normales Tampon. Bereitet aber die Einführung des Tampons Schmerzen, darf man es auf gar keinen Fall verwenden. Wer Tampons benützt, sollte sie spätestens alle sechs Stunden auswechseln, andernfalls bilden sie einen Nährboden für Bakterien. Viel ungefährlicher und auch einfacher zu handhaben ist die Binde. Sie nimmt die Ausscheidung des Körpers besser auf. Auch ist sie leichter auszuwechseln, wenn sie mit selbsthaftenden Klebestreifen versehen ist, die sich in der Unterwäsche mühelos befestigen lassen.

Es gibt heute sehr schmale und leichte Binden, die sich nicht einmal in engen Hosen abzeichnen.

Ob man während der Menstruation baden soll oder nicht, das ist immer wieder eine alte Streitfrage. Waschen muß man sich auf jeden Fall, und zwar gründlicher und öfter als sonst, damit sich kein unangenehmer Geruch bildet. Es ist aber nicht ratsam, am ersten Tag der Menstruation ein heißes Bad zu nehmen, denn das führt zu einem vermehrten Blutandrang in den Gefäßen. Besser ist eine warme Dusche, um den Körper gründlich zu reinigen, und erst wenn die Menstruation schwächer wird, sollte man sich wieder ins heiße Badewasser legen. Natürlich kannst du dir auch während der Menstruation das Haar waschen. Aber trotzdem wirst du feststellen, daß die Frisur in dieser Zeit weniger gut hält als sonst.

Für manche Mädchen ist die Menstruation mit allerlei Beschwerden verbunden wie z.B. krampfartigen Bauchschmerzen, Kopfschmerzen und Übelkeit. Wenn man unter solchen Beschwerden zu leiden hat, ist es keineswegs ratsam, Schmerztabletten zu schlucken. Versuche es lieber mal mit einer Fastenkur von zwei bis drei Tagen oder einer fleischlosen Diät, die du schon vor Eintritt der Menstruation beginnst. Bei krampfartigen Bauchschmerzen hilft es auch, wenn du dich flach auf den Boden legst, dich völlig entspannst und Bauchatmen praktizierst. Hierbei legst du die Hände unterhalb des Nabels auf den Bauch, atmest aus, während du den Bauch einziehst. Automatisch wirst du danach wieder einatmen und fühlen, wie sich der Bauch mit Luft füllt und sich hebt. Schließe bei dieser Übung die Augen und konzentriere dich auf die Entspannung, welche diese Übung dir bringt.

Tritt die natürliche Blutung nicht ein, oder tritt sie unregelmäßig ein, solltest du einen Arzt aufsuchen. Normalerweise sollte jedes Mädchen etwa ab dem 15. Lebensjahr die Regel haben. Es müssen nicht unbedingt gesundheitliche Störungen vorliegen, wenn du die Regel gar nicht oder nur selten bekommst, jedoch ist die rechtzeitige Kontrolle durch einen Arzt zu empfehlen.

Beine zum Herzeigen

Training für hübschere Beine

Leider sind attraktive Beine nicht jedem angeboren, und viele Mädchen finden ihre Beine zu dick oder zu wenig gerade oder zu dünn. Jedoch mit etwas Geduld und Energie läßt sich das Aussehen der Beine wirklich verbessern. Viel schwimmen und radfahren macht die Beine schlanker und festigt das Gewebe. Mit den Beinen turnen, seilhüpfen, dauerlaufen, Treppen steigen, bergwandern, Kniebeugen machen, all diese Übungen trainieren die Beinmuskulatur und geben den Beinen mehr Form. Wer wenig Gelegenheit für sportliche Übungen hat, sollte jeden Tag einige Minuten abwechselnd auf den Fersen und dann auf den Zehenspitzen durchs Zimmer gehen. Wer Lust hat, bei dieser Gelegenheit auch etwas für eine schönere Kopfhaltung zu tun, sollte ein Buch auf dem Kopf balancieren, eine klassische Übung der Mannequins!

Wer mit dicken Beinen Kummer hat, kann sie auch optisch kaschieren. Dunkle Strumpfhosen lassen die Beine schlanker erscheinen, auch kleine Muster in dunklen Strümpfen modellieren die Beinform. Im Sommer sehen braune Beine viel attraktiver aus als bleiche, und wenn es an Sonne mangelt, dann hilft eine selbstbräunende Creme. Miniröcke und Shorts stehen Mädchen mit dicken Beinen und starken Oberschenkeln nicht, während Flatterröcke im Sommer hübsch aussehen. Dicke Oberschenkel, in hautenge Jeans gequetscht, wirken besonders unschön. Weit geschnittene Hosen mit Bundfalten lassen die dicken Oberschenkel verschwinden.

Gymnastische Übungen für hübschere Beine

Gegen dicke Oberschenkel und zuviel Polster auf Hüften und Po:

Zuerst auf den Boden knien, dann mit aufgerichtetem Oberkörper die Hände im Nacken verschränken. Nun neben die rechte Ferse setzen. Wieder hochkommen und sich nach links setzen. Zwanzigmal.

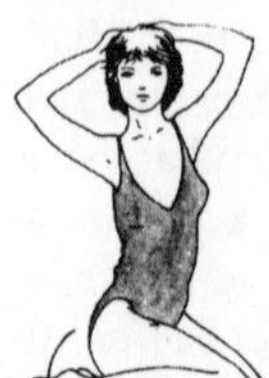

Zu schlanken Beinen verhilft diese Übung:
Flach auf den Rücken legen. Das linke Bein gestreckt anheben, dann das rechte Bein hochheben und gleichzeitig das linke senken, ohne dabei den Boden zu berühren. Zehnmal.

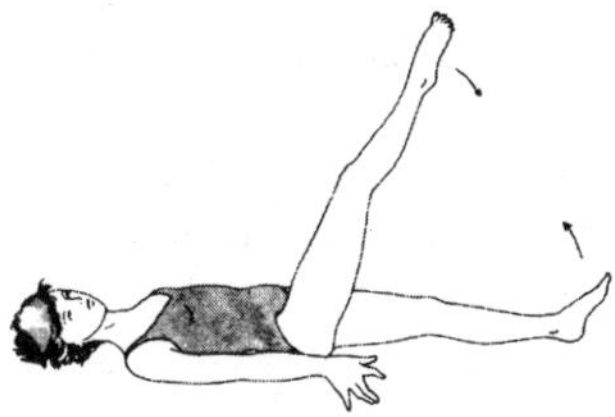

Gegen dünne Beine hilft diese Übung:
Auf den Boden setzen. Das eine Bein lang ausstrecken. Das andere Bein gerade hochheben und festhalten: In dieser Stellung einmal mit dem Oberkörper nach vorne federn. Die Übung mit dem anderen Bein wiederholen. Zehnmal.

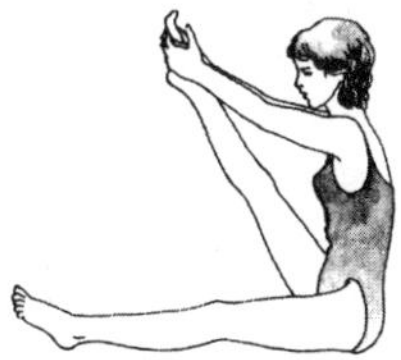

Bei dicken Fesseln:
Auf den Boden setzen, die Beine ausstrecken und den Oberkörper abstützen. Die Beine leicht spreizen und die Füße dabei nach außen drehen. Füße zurückdrehen und Beine zusammenführen. Die Übung ist auch gut gegen dicke Oberschenkel.

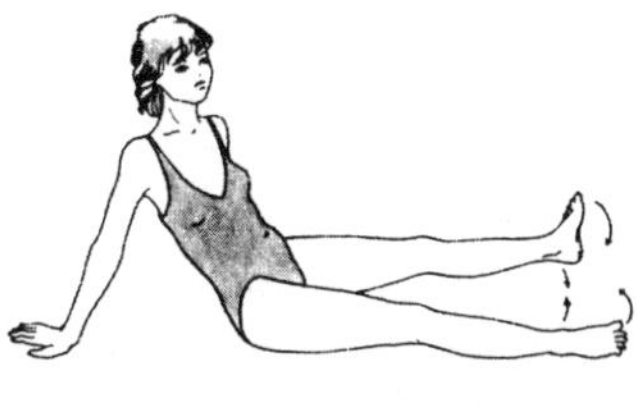

Haare auf den Beinen und unter den Achseln

Es stellt sich die Frage, wie man das Haar am leichtesten entfernt, denn es gibt verschiedene Enthaarungsmethoden. Da ist einmal die Rasur mit dem elektrischen Rasierer, dem Lady-Shave, oder die Naßrasur, außerdem werden Enthaarungscremes angeboten, und dann gibt es noch die Haarentfernung mit Wachs oder Harz.

Die Naßrasur ist nicht unproblematisch. Der Vorteil besteht zwar darin, daß die Haarentfernung billig ist, aber wenn man ungeübt ist, fließt leicht Blut. Für die empfindliche Haut unter den Achseln ist die Naßrasur schon deshalb nicht zu empfehlen. Ein weiterer Nachteil besteht darin, daß das Haar nach der Rasur schnell wieder nachwächst, sogar noch stärker und borstiger als sonst.

Enthaarungscremes für die Beine sind auch nicht ideal, denn wenn das Bein glatt werden soll, braucht man viel Creme, und das häufig, so daß die Haarentfernung teuer kommt. Abgesehen davon wachsen die Haare auch sehr schnell wieder nach, schneller jedenfalls als nach der Haarentfernung mit Wachs. Die Entfernung der Beinhaare mit Wachs ist ganz einfach. Erwärmtes Bienenwachs aus der Apotheke wird dick auf die lästigen Haare aufgetragen, am besten mit einem Holzspatel, und mit den Fingern angedrückt. Sobald das Wachs erstarrt, reißt man es mit einem Ruck gegen den Haarwuchs los; die Härchen bleiben am Wachs kleben.

Bei dieser Methode entfernt man auch zahlreiche Härchen mit der Wurzel, sie wachsen nicht mehr nach, und allmählich wird der Haarwuchs an den Beinen spärlicher.

Die Haut unter den Achseln ist sehr empfindlich, weshalb die Wachsentfernung der Achselhaare nicht zu empfehlen ist. Mit dem kleinen Damenrasierer kann man das Haar unter den Achseln schmerzlos entfernen. Zwar ist die Anschaffung eines Rasierapparats oder eines sogenannten Lady-Shave nicht billig, aber vielleicht teilen sich mehrere weibliche Familienmitglieder in die Anschaffungskosten für dieses wichtige Schönheitsrequisit. Für die Entfernung von Beinhaar ist der Rasierer weniger geeignet, denn auch die Trockenrasur bewirkt verstärkten Nachwuchs der Haare.

Nach der Rasur oder der Haarentfernung mit Bienenwachs darf man weder auf den Beinen noch unter den Achseln Parfüm, Deodorant, alkoholhaltige oder parfümierte Lotionen oder Puder verwenden, da die Haut gereizt ist. Es genügt, die Haut unter den Achseln und auf den Beinen mit warmem Wasser abzuwaschen und erst nach einigen Stunden pflegende Mittel anzuwenden. Am besten massiert man etwas Fettcreme oder Massageöl ein.

Was die Füße schöner macht

Spätestens im Sommer kommen sie an den Tag, die gut oder schlecht gepflegten Füße, denn in offenen Sandaletten präsentieren sich die Füße den Blicken des Betrachters. Hühneraugen, Druckstellen, dicke Hornhaut an den Fersen und schlecht pedikürte Fußnägel müssen schleunigst verschwinden.

Damit Hornhaut, Druckstellen und Hühneraugen erst gar nicht entstehen, solltest du zuerst einmal die Urheber des Übels herausfinden. Trägst du öfter zu kleine Schuhe? Hast du Schuhe, in denen du keinen rechten Halt hast? Hierbei bildet sich, vor allem unter den Ballen, eine dicke Hornhautschicht. Auch wenn das Aussortieren schwerfällt, mußt du endgültig Abschied nehmen von den Schuhen, die nicht passen, wenn du Druckstellen und Hühneraugen für immer loswerden willst. Besser als zu kleine Schuhe sind solche, die eine halbe Nummer zu groß sind, denn beim Gehen dehnen sich die Füße immerhin um etwa einen Zentimeter aus. Es ist günstiger, neue Schuhe gegen Abend zu kaufen und darauf zu achten, daß sie weder von oben noch von unten oder von der Seite drücken.

Wenn die Knöchel abends angeschwollen sind, die Füße strapaziert aussehen, die Haut grau und runzelig und schlecht durchblutet wirkt, dann solltest du alle zwei bis drei Tage ein Fußbad nehmen; kalt-warme Wechselduschen, wenn die Füße häufig kalt sind; lauwarme Bäder, wenn die Füße leicht schwitzen. Gegen müde, angeschwollene Füße hilft ein Fußbad mit Salz. Man rechnet etwa zwei Handvoll Kochsalz auf eine Fußbadewanne warmes Wasser. Erfrischend für die Füße ist das Fußbad mit Essig. Eine Kaffeetasse Obstessig auf ein Fußbad wirkt auch günstig gegen Fußschweiß. Nach dem Bad werden die Füße kräftig massiert. Dann reibt man die Füße mit Fettcreme ein und fängt unter dem Ballen mit der Fußmassage an. Auch die Zehen werden eine nach der anderen kräftig massiert. Sodann setzt man die Massage über die Fersen und die Gelenke bis zu den Waden fort. Wenn du die Creme richtig einknetest, wird gleichzeitig auch die Blutzirkulation angeregt und die Fußmuskulatur gekräftigt. Dadurch wird die Haut an den Füßen rosig und glatt.

Hühneraugen und Hornhaut

Durch zu eng sitzende Schuhe, die ständigen Druck auf den Fuß ausüben, entstehen Druckstellen und Hühneraugen. Zuerst entwickelt sich eine Druckstelle, die Haut verhornt an der gereizten Stellte und dringt schließlich wie ein Zapfen in tiefere Hautschichten ein. Und dann ist das Hühnerauge da. Es läßt sich zwar entfernen, aber es ist schwierig, den weißen Kern ganz vorsichtig, aber vollständig aus dem Hauttrichter herauszuheben, ohne die Haut zu verletzen. Man sollte sich deshalb das Hühnerauge durch einen erfahrenen Fußpfleger herausschneiden lassen. Die Kosten lohnen sich bestimmt, denn wenn das Hühnerauge von Grund auf entfernt ist und auch künftig durch drückende Schuhe nicht zu neuem Wachstum angeregt wird, hat man das Problem schmerzender Füße dauerhaft gelöst.

Weniger kompliziert als die Entfernung von Hühneraugen ist die von Hornhaut. Die dicken Hornschichten weichst du zuerst durch ein heißes Fußbad auf. Dann werden die Füße gründlich abgetrocknet und die verhornten Stellen entweder mit einer Hornhautraspel, mit Bimsstein oder mit einem Hartschwamm

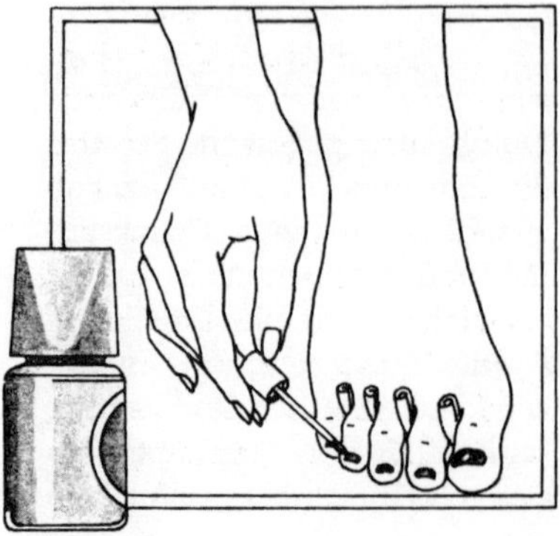

aus Kunststoff abgerubbelt. Praktisch ist auch die Hornhautfeile mit grobkörniger Reibefläche. Den Umgang mit dem sogenannten Hornhauthobel, in dem ein kleines Messer eingebaut ist, sollte man lieber dem Fußpfleger überlassen. Insbesondere nach einem heißen Fußbad ist die Haut so aufgeweicht, daß man nicht genau merkt, wo die Hornhaut aufhört und das Unterhautzellgewebe anfängt, und man schneidet sich zu leicht ins Fleisch.

Die Pediküre

Etwa alle zehn Tage sollten die Füße verschönert werden. Hornhautentfernung und Pediküre gehen eigentlich ganz schnell, wenn man die Fußpflege regelmäßig durchführt und nicht wartet, bis die Füße ganz schlecht aussehen. Mit einem heißen Fußbad wird die Nagelhaut aufgeweicht, und mit einem Holzstäbchen, das in jedem Maniküretui enthalten ist, schiebst du die Nagelhaut zurück. Die gelösten Hautteilchen werden mit dem Holzstäbchen abgekratzt oder mit der Bürste unter warmem Wasser abgeschrubbelt. Auch seitlich am Nagelfalz muß die Nagelhaut vorsichtig gelöst werden. Anschließend werden die Nägel mit der Fußnagelzange gekürzt und dann mit der Nagelfeile nachgefeilt. Um zu verhindern, daß die Zehennägel seitlich einwachsen, was sehr schmerzhaft ist und eine langwierige Behandlung notwendig machen kann, kürzt und feilt man die Nägel nicht in eine ovale, sondern in eine gerade Form.

Im Sommer sehen lackierte Fußnägel zu offenen Sandalen hübsch aus. Suche dir dafür weiche und warme Rottöne aus oder zartes Rosa. In grellem Dunkelrot getönte Nägel wirken krallig. Beim Lackieren trägt man zuerst farblosen Unterlack auf, um zu verhindern, daß die Nägel rötlich einfärben. Dann folgt zweimal eine dünne Schicht von farbigem Nagellack. Beim Auftragen wird der Pinsel von der Nagelmitte nach oben geführt, dann füllt man die Seiten mit Farbe. Damit es keine Farbkleckse auf den Zehnen gibt, kann man sich kleine Mullrollen zwischen die Zehnen klemmen.

Die Maniküre

Im Nagelnecessaire findest du die Instrumente für die Nagel- und Fußpflege. Bevor die Hände in warmem Seifenwasser gebadet werden, feilst du die Form der Nägel mit der Sandblattfeile vor. Die in warmem Wasser gut vorgeweichte Nagelhaut wird niemals abgeschnitten, sie wu-

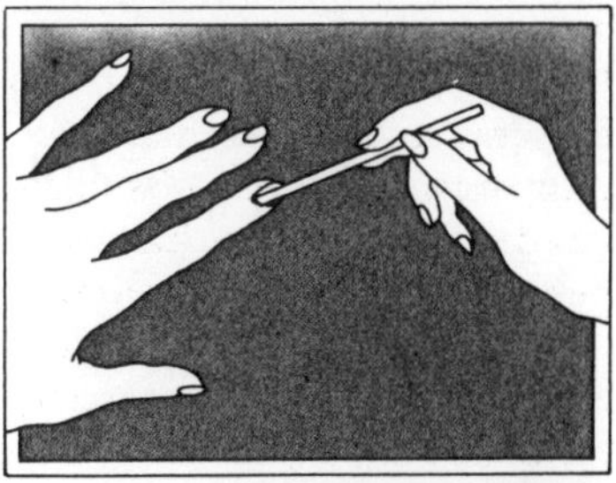

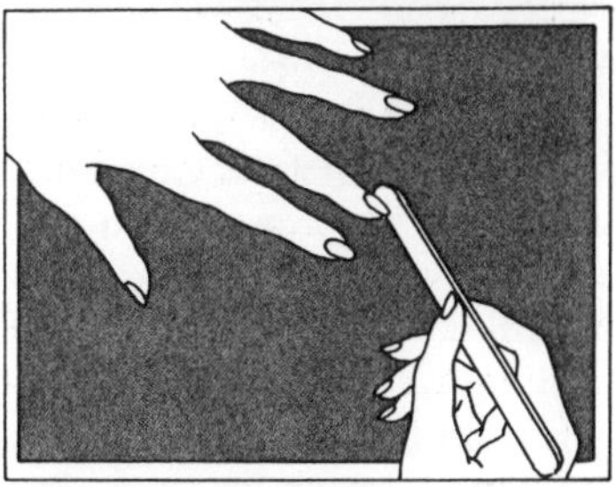

chert sonst um so stärker nach. Mit einem Wattestäbchen trägst du den Nagelhautentferner auf und schiebst die Nagelhaut mit dem Orangenholzstäbchen aus deinem Necessaire zurück, wodurch das Anwachsen der Nagelhaut verhindert wird. Statt Nagelhautentferner kannst du auch Milchsäure nehmen, die es in der Apotheke gibt. Milchsäure ist hornlösend, und die sirupartige Flüssigkeit läßt sich problemlos auftragen.

Nachdem die Nagelhaut zurückgeschoben ist, feilst du die Nägel mit der Saphirfeile in Form. Nun kann man die Fingernägel lackieren, und anschließend werden die Hände gründlich mit Fettcreme massiert.

9
Das Haar

Haar wie Seide

»Sie ist von mittlerer Größe und von zierlicher Gestalt, ihr Gesicht ist länglich, die Nase schön profiliert, das Haar goldgelb und schillernd wie von Seide, die Augen von unbestimmtem Blau. Ihr Mund ist etwas groß. Die Zähne sind blendend weiß. Ihr Hals ist schlank, bedeutend und doch voll Maß.«

Dieses Porträt eines schönen Mädchens könnte mit dem Schönheitsideal unserer Zeit übereinstimmen. Aber es ist keine Beschreibung der letzten Miß World, sondern eine Darstellung Lucrezia Borgias, verfaßt von ihrem Zeitgenossen Nicola Cagnola im Jahre 1495. Zu Lucrezias Zeiten, der italienischen Renaissance, verherrlichte Botticelli in seinen Bildern die fließenden Locken der schönen Damen, wobei er Blondinen bevorzugte. Blond war die Lieblingshaarfarbe der Renaissance, und was man Botticellis Bildern nicht ansieht, ist die unendliche Mühe, die seine Modelle freiwillig auf sich nahmen, um überhaupt blond zu werden. Sie verbrachten Tage auf Sonnenterrassen, um ihr Haar auszubleichen. Den Teint schützten sie mit einem Strohhut, ohne Boden, der breite Krempen hatte, um das Haar darüber auszubreiten. Das Haar wurde mit einem feuchten Schwämmchen ständig naß gehalten und nach der Prozedur in einem Aufguß von Safran gebadet. Um das sonnengebleichte Haar vor Austrocknung zu schützen, salbte man es mit Olivenöl.

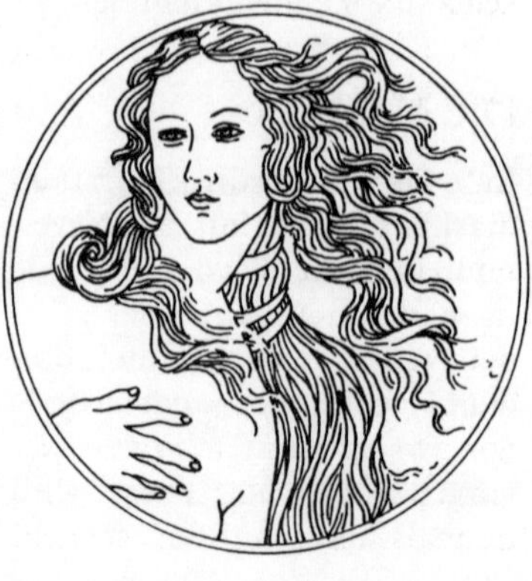

In der Schönheitspflege wurde stets die meiste Zeit der Haarpflege gewidmet. Von jeher wünschten sich die Frauen schönes, glänzendes und fülliges Haar zur Umrahmung des Gesichts, und zur Erreichung dieses Ziels waren sie bereit, viel Geduld und Zeit aufzuwenden. Denn nichts ist für das Aussehen positiver als schönes Haar und eine gute Frisur, nichts unterstreicht die Farbe der Augen und des Teints besser als die richtige Haarfarbe.

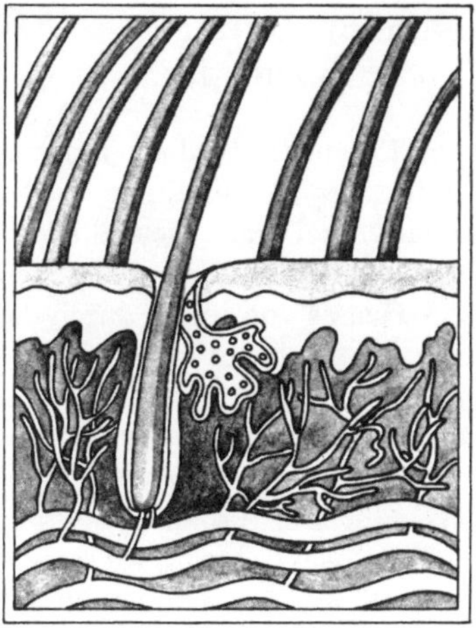

Das Haar von innen

Blonde haben im Durchschnitt etwa 140000 Haare auf dem Kopf, Brünette etwa 110000 und Rothaarige 88000. Auf einem Quadratzentimeter Kopfhaut wachsen im Durchschnitt 120 Haare. Jedes Kopfhaar wächst innerhalb von zwei bis vier Tagen etwa einen Millimeter und lebt etwa sechs Jahre. Dann löst sich die Haarwurzel von den umgebenden Zellen, der Haarpapille, fällt aus und macht dem neuen Haar Platz. Obwohl blondes Haar am üppigsten sprießt, hat es die feinste Beschaffenheit, während dunkleres Haar eine festere Struktur aufweist. Unabhängig von der Farbe baut sich jedes Haar gleich auf. Das einzelne Haar liegt mit seiner Wurzel eingepflanzt in der Haut, umgeben von Blutgefäßen, Nerven und Talgdrüsen. Jedes Haar besteht aus verschiedenen Schichten, und zwar von außen nach innen betrachtet aus der Hornschicht, der Rinde und dem Mark. Die Hornschicht ist eine dichte Lagerung von einzelnen Hornblättchen. Der Hornstoff, das Keratin, aus dem das Haar besteht, ist chemisch gesehen eine schwefelhaltige Eiweißverbindung.

Die Rinde bildet die Hauptmasse des einzelnen Haares, sie besteht aus verhornten Zellen, die auch jene Pigmente enthalten, welche die Haarfarbe bestimmen. Die Pigmentversorgung geht von der Haarwurzel aus; läßt die Zufuhr nach, wird das Haar grau.

Gute Ernährung für schöneres Haar

Die Ernährung und die Regeneration des Haares findet in der Haarwurzel statt, weshalb man den Zustand und das Aussehen des Haares von innen durch die Ernährung beeinflussen kann. Alle jene Stoffe, die zum Aufbau der Hornsubstanz des Haares wichtig sind, kann man dem Haar durch die Ernährung zuführen: Schwefel, Eisen, Kieselsäure, Kalk und Jod. Umgesetzt auf unser Essen finden sich diese Stoffe beispielsweise in Vollkornbrot, frischen Gemüsen, Zwiebeln, Fisch, Leber, Milch und Eiern. Auch Vitamin B wirkt sich bei der Ernährung günstig auf den Zustand des Haares aus. Der amerikanische Schönheitsexperte Gayelord Hauser bezeichnet Vitamin B als das wichtigste Vitamin für schönes Haar. Sein Rezept gegen Haarausfall und mangelnden Haarwuchs lautet: »Trinkt einen Liter Joghurt täglich und nehmt einen Löffel Bierhefe nach jeder Mahlzeit. Nehmt ½ Tasse Weizenkeime mit einem Eßlöffel Rohrzuckermelasse. Eßt so oft wie möglich Seefische und Leber. Nehmt außerdem Tabletten aus pulverisierten grünen Algen oder Jod-Ersätzen und erwartet kein Wunder über Nacht. Es wird sich nichts ereignen. Doch werdet ihr nach sechs Monaten, falls ihr meinen Rat befolgt habt, sehr wahrscheinlich entdecken, daß euer Haar dichter und glänzender geworden ist.«

Ein anderes klassisches Rezept für schönes Haar und schöne Haut ist ein schmackhaftes Frühstücksgetränk.

Cocktail für schönes Haar

Zutaten:
½ l Milch
1 Ei
2 Eßlöffel Weizenkeime
2 Eßlöffel Weizenkeimöl
1 Eßlöffel reiner Bienenhonig

Die Zubereitung ist ganz leicht. Man gibt zuerst die Milch, dann das aufgeschlagene Ei und alle übrigen Zutaten in den Elektromixer oder in einen Schüttelbecher und vermischt sie gründlich. Wer am Morgen lieber etwas Warmes trinkt, kann die Milch erwärmen, bevor sie in den Mixer geschüttet wird.

Natürliche Schönheitspflege für das Haar

Jedes Haar ist von Natur aus schön und glänzend. Unser Organismus ist so beschaffen, daß er dem Haar natürlichen Schutz bietet, etwa durch das sogenannte Sebum, eine fettige Substanz, die das Haar gegen äußere Einflüsse schützt. Aber durch falsche Ernährung, durch Krankheit, zuviel Sonne und unüberlegte Haarpflege wird das Haar schuppig, glanzlos und fett. Durch falsche Färbemethoden und strapaziöse Dauerwellen wird es trocken und brüchig.

Die besten Schönheitskuren für glänzendes, volles und gesundes Haar bestehen aus natürlichen, einfachen Hausmitteln. Eine Haarpackung aus Eigelb und Öl macht das Haar glänzender als jede noch so teure Kurpackung; Haarfestiger mit Bienenhonig sind für das Haar viel besser als alkoholische Haarfestiger. Und um die Farbe des Haares aufzufrischen, beschert uns die Natur die schönsten Pflanzen: Kamillenblüten für blondes Haar, Walnußschale für dunkles Haar, Henna für rotes Haar. So oft wie möglich solltest du dein Haar nach der Wäsche in der Sonne oder bei Zimmertemperatur trocknen, denn auch das elektrische Haaretrocknen strapaziert das Haar. Tägliches Bürsten mit einer Haarbürste aus Naturborsten entfernt Staub und Schmutz aus dem Haar, es regt die Durchblutung der Kopfhaut an und fördert das Haarwachstum.

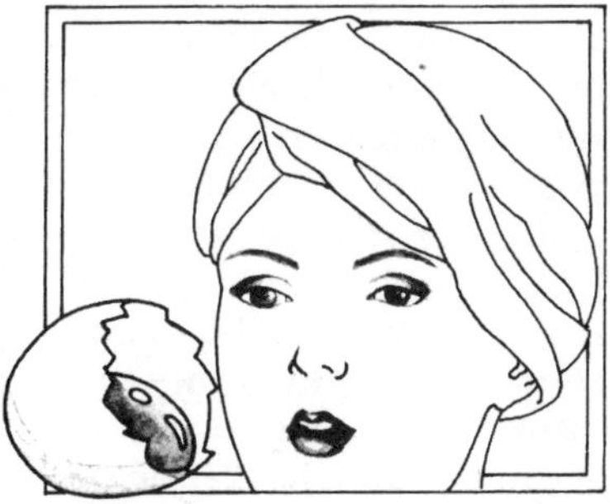

Packung für glänzendes Haar

Zutaten:
1 Eigelb
25 g süßes Mandelöl
1 Teelöffel Zitronensaft

Zubereitung: Die Packung wird wie Mayonnaise hergestellt. Tropfenweise wird das Öl dem Eigelb zugefügt, wobei die Mischung ständig mit den Holzkochlöffel gerührt wird. Sobald alles Öl untergerührt ist und eine feste Mayonnaise entstanden ist, wird der Zitronensaft eingerührt.

Wenn man sehr langes Haar hat, wird die doppelte Masse der angegebenen Zutaten genommen.

Anwendung und Wirkung: Zuerst wird das Haar gewaschen und gründlich abgetrocknet. Dann trägt man die Packung mit einem breiten Pinsel oder mit den Händen gleichmäßig auf das Haar auf und massiert sie leicht ein. Während der Einwirkungszeit sollte die Packung auf dem Kopf warm gehalten werden.

Deshalb setzt du am besten eine Plastikduschhaube auf den Kopf und umwickelst sie mit einem Frotteehandtuch. Die Packung sollte eine Stunde lang einwirken, bevor das Haar gründlich gewaschen wird. Die Mayonnaise-Kur wirkt wahre Wunder bei stumpfem und trockenem Haar. Sie macht das Haar herrlich glänzend, seidenweich und gut frisierbar. Im Sommer, wenn das Haar durch zuviel Sonne ausgetrocknet ist, sollte man die Kur möglichst häufig anwenden. Auch bei fettem Haar kannst du die Kur machen, denn sie läßt das Haar und die Kopfhaut gesunden.

Duftendes Orangenshampoo

Zutaten:
Schale einer ungespritzten Orange
¾ l destilliertes Wasser
50 g weiße Schmierseife (Silberseife)
10 g Pottasche
50 g Alkohol 70%
2 Kaffeelöffel Apfelsinenschalenöl
Nach der Wäsche:
Spritzer Obstessig

Zubereitung: Mit Ausnahme der Orange sind alle Zutaten beim Apotheker erhältlich. Die weiße Schmierseife führt er unter der lateinischen Bezeichnung *sapo kalinus albus.*

Die Orange unter warmem Wasser gründlich waschen und die Schale hauchfein abschälen. Das destillierte Wasser zum Kochen bringen. In einem zweiten Töpfchen die Orangenschale mit einem Viertelliter des kochenden Wassers übergießen und zwanzig Minuten bedeckt sieden lassen. Danach die duftende Flüssigkeit durch ein Küchensieb seihen und zur Seite stellen. In das restliche kochende Wasser gibt man die weiße Schmierseife, und sobald sie sich gelöst hat, fügt man die Pottasche hinzu. Köcheln lassen, bis sich die Seifenlösung auf einen Viertelliter reduziert hat. (Man muß ein wenig aufpassen, daß nicht zuviel Flüssigkeit verdampft.) Vom Feuer nehmen und mit der Orangenabkochung vermischen. Abkühlen lassen. Das Apfelsinenschalenöl im Alkohol auflösen und dazugeben. In eine Flasche abfüllen und einmal kräftig durchschütteln.

Anwendung und Wirkung: Handelsübliche Haarshampoos sind immer auf der Basis von Detergentien aufgebaut. Sie haben zwar den Vorteil, das Haar sehr gründlich zu reinigen, jedoch dabei auch viel zu stark zu entfetten. Insbesondere bei fettem Haar ist zu starke Entfettung nicht wünschenswert, da das Haar um so schneller wieder nachfettet. Etwas milder in ihrer Wirkung sind Babyhaarshampoos oder Babybad, beides gibt es in der Apotheke. Es ist übrigens ratsam, die fertigen Industrieshampoos nicht direkt auf das Haar aufzutragen. Wenn du ein wenig Haarshampoo in einem Glas mit warmem Wasser verdünnst und dir damit das Haar wäschst, ist die Waschwirkung etwas milder. Mit dem herrlich duftenden Orangenshampoo kann man jedes Haar waschen. Da es keine Detergentien enthält, schäumt es weniger, aber es reinigt ausreichend, ohne das Haar zu strapazieren. Nach der Haarwäsche wird das Haar lange und gründlich mit warmem Wasser gespült. Ins letzte Spülwasser gibt man einen Schuß Obstessig oder Zitronensaft. Diese letzte saure Spülung ist wichtig und praktisch ein Bestandteil dieser Rezeptur, denn man verhindert damit, daß sich nach der Haarwäsche wasserunlösliche Kalk- und Seifenrückstände auf Haar und Kopfhaut bilden. Die saure Spülung löst Kalkschleier und gibt dem Haar Glanz und gute Frisierbarkeit.

Honig-Glanzfestiger

Zutaten:
1 Kaffeelöffel reiner Bienenhonig
¼ l Wasser
1 Spritzer Obstessig

Zubereitung: Das Wasser leicht erwärmen und den Bienenhonig darin auflösen, dann den Essig zugeben. Die Zutaten sind ausreichend für längeres Haar, bei kurzem Haar nimmt man natürlich entsprechend weniger.

Anwendung und Wirkung: Honig im Haar? Das klingt ziemlich klebrig. Aber dieses Vorurteil wird man schnell abbauen, wenn man das Haar einmal in Honigwasser gebadet hat. In warmem Wasser gelöst, verliert der Honig seine Klebrigkeit und wirkt sanft festigend auf das Haar. Außerdem verleiht er dem Haar einen sehr schönen Glanz, natürlichen Fall und gute Frisierbarkeit.

Schöne Haarfarben aus Pflanzen

Farben für blondes Haar

Kamillenblüten
Die Blüten von Römischer Kamille gehören seit undenklichen Zeiten zu den sanften Aufhellungsmitteln für blondes Haar. Sie verleihen blondem Haar nicht nur den begehrten natürlich blonden Glanz. Die regelmäßige Kamillenspülung nach der Haarwäsche wirkt auch vorzüglich gegen fettes Haar, Schuppen und leicht entzündliche Kopfhaut.

Zubereitung: Zwei Handvoll Kamillenblüten übergießt man mit einem halben Liter kochendheißem Wasser und läßt die Mischung etwa zwanzig Minuten lang bei bedecktem Topf schwach ziehen. Dann wird die Flüssigkeit durch ein feinmaschiges Küchensieb geseiht. Wenn man das Haar gleichzeitig festigen will, löst man einen Kaffeelöffel Bienenhonig in der warmen Flüssigkeit auf. Nach der Haarwäsche wird das Haar darin gebadet und anschließend nicht mehr nachgespült.

Rhabarberwurzel

Die Rhabarberwurzel gibt es in Form kleingeschnittener Wurzelteilchen in Kräuterhandlungen und Apotheken. Sie ist eine alte Heilpflanze und findet in der Pflanzenheilkunde vielfache Verwendung. Die Abkochung von Rhabarberwurzel wirkt viel intensiver aufhellend auf das Haar als die von Kamillenblüten, und es ist ratsam, die Wirkung an einer Haarsträhne zu testen. Hierzu brauchst du nur ein klein wenig von den Wurzelteilchen zuzubereiten, das genügt für den Test an einer Strähne.

Zubereitung: Eine Handvoll der kleinen Wurzelteilchen läßt man in einem Viertelliter Wasser bei bedecktem Topf etwa zehn Minuten lang ganz schwach sieden. Dann wird die Flüssigkeit abgeseiht und gleichmäßig in das bereits vorgewaschene Haar gekämmt. Danach muß das Haar nicht mehr gewaschen werden.

Die Wirkung ist wesentlich intensiver, wenn du das Haar in der Sonne trocknen läßt.

Blonde Strähnchen

Was blondes Haar im Sommer so hübsch macht, das sind die von der Sonne aufgehellten Strähnchen. Wenn wir auch Mutter Natur als Schönheitsspenderin nicht ganz so perfekt nachahmen können, ein wenig Licht läßt sich auch im Winter ins Haar zaubern.

Zubereitung: Man braucht eine Tasse Rhabarberwurzelpulver, etwas Zitronensaft und einen Spritzer pflanzliches Öl. Wenn der Apotheker nur Wurzelteilchen führt, läßt man sie sich entweder gleich in der Apotheke pulverisieren, oder man mahlt sie selbst in der elektrischen Kaffeemühle staubfein.

Mit Zitronensaft und ein klein wenig Pflanzenöl rührt man zunächst einen zähen Brei. Nun fügt man langsam etwas heißes Wasser hinzu, bis der Brei streichfähig wird. Eine Viertelstunde lang sollte die Mischung durchziehen. Dann fügt man erneut etwas heißes Wasser hinzu, bis die Mischung gut streichfähig ist.

Ganz feine, sozusagen unsichtbare Strähnchen färbt man nach einem altbewährten System. Eine ausgediente Duschhaube, die recht eng auf dem Kopf sitzen muß, wird mit einer Stricknadel in Abständen von zwei bis drei Zentimetern durchlöchert, bis sie ganz mit kleinen Löchern übersät ist. Nun setzt man die Duschhaube auf den frisch gewaschenen Kopf und zieht mit Hilfe eines Stielkamms jeweils so viele Haarsträhnchen aus jedem einzelnen Loch, wie man fassen kann. Leider kann man diese Arbeit nicht ohne fremde Hilfe machen, da man am Hinterkopf schlecht arbeiten kann. Vielleicht hilft dir eine Freundin oder ein Familienmitglied.

Sobald die Strähnchen herausgezogen sind, trägt man mit einem Backpinsel die Farbe auf, wickelt eine Haushaltsfolie um den Kopf und läßt die Farbe einziehen. Nun kommt es darauf an, wie das Haar auf die Farbe reagiert, denn danach richtet sich die Einwirkungszeit. Deshalb ist es unbedingt ratsam, vor der Tönung einen Farbtest an einer Haarsträhne zu machen. Die Rhabarberwurzel gibt intensive Farbtönungen und deshalb kann man die Einwirkungszeit nur individuell bemessen. Sie mag von fünfzehn Minuten bis zu etwa einer halben Stunde dauern.

Nach der Tönung wird das Haar noch einmal gewaschen, um alle Farbreste gründlich auszuspülen.

Farben für Brünette und Rothaarige

Brünett ist ein recht vager Begriff, wenn man darunter die große Skala von unterschiedlichen Brauntönen verstehen will. Jedes Braun ist anders, und abgesehen von seiner natürlichen Farbe beeinflußt auch der Schnitt des Haares die Wirkung der Farbe. Bei kurzem Haar zum Beispiel wirkt das natürliche Braun dunkler als bei langem Haar, denn Licht und Sonne hatten länger Gelegenheit, das Haar aufzuhellen. Auch die Qualität des Haares spielt bei der Farbwirkung eine Rolle. Dünnes, schnellfettendes Haar sieht dunkler aus als normales oder trockenes Haar.

Ob das Braun nun rötlich, schwärzlich oder dunkelblond ist, langweilig und stumpf darf das Haar niemals aussehen.

Und wenn die Haarfarbe zu wenig ausdrucksvoll ist, kannst du mit farbgebenden Pflanzen sehr hübsche natürliche Akzente setzen.

Walnußschalen und Walnußblätter

Wer dunkelbraunem Haar einen satten, tiefen Farbton verleihen will, sollte einen Versuch mit der Tönung von Walnuß machen. Hier sind einmal die Walnußschalen, die intensiver tönen als die Walnußblätter, und es gibt verschiedene Möglichkeiten, die Farbe aus den Schalen zu gewinnen.

Farbspülung mit Walnußschalen

Zerkleinerte Walnußschalen kannst du in der Apotheke kaufen. Du brauchst eine Handvoll auf einen halben Liter Wasser, um eine Farbspülung damit zu machen. Die Schalen läßt du eine halbe Stunde im Wasser sieden, dann seihst du die Flüssigkeit ab und massierst sie ins gewaschene Haar. Danach brauchst du das Haar nicht mehr zu waschen. Wer die Farbspülung noch intensiver haben möchte, kann von folgender Regel ausgehen: Je weniger Wasser man nimmt, und je mehr Schalen man darin sieden läßt, desto stärker wird der Farbauszug. Um zu testen, welche Farbgebung richtig ist, sollte man die Spülung zunächst an einer Haarsträhne vornehmen und warten, bis die Strähne getrocknet ist, um das Ergebnis zu beurteilen. Walnußschalen geben viel Farbe ab, sie färben nicht nur das Haar, sondern auch Stoff. Deshalb solltest du ein altes Handtuch um die Schultern legen, um die Kleidung nicht einzufärben!

Tönung mit Walnußschalen

Je nach Haarlänge benötigt man eine bis drei Tassen Walnußschalen. Die Schalen müssen pulverisiert werden, damit man einen Brei anrühren kann. Du kannst dir die Schalen in Apotheken und Kräuterhandlungen pulverisieren lassen oder sie in der elektrischen Kaffeemühle staubfein mahlen.

Um die Farbe geschmeidig zu machen, fügt man dem Pulver einen kleinen Spritzer Pflanzenöl hinzu und rührt dann vorsichtig soviel heißes Wasser ein, bis die Mischung streichfähig ist. Nun läßt man den Brei etwa fünfzehn Minuten durchziehen. In dieser Zeit wird das Wasser aufgesogen, und um den Brei

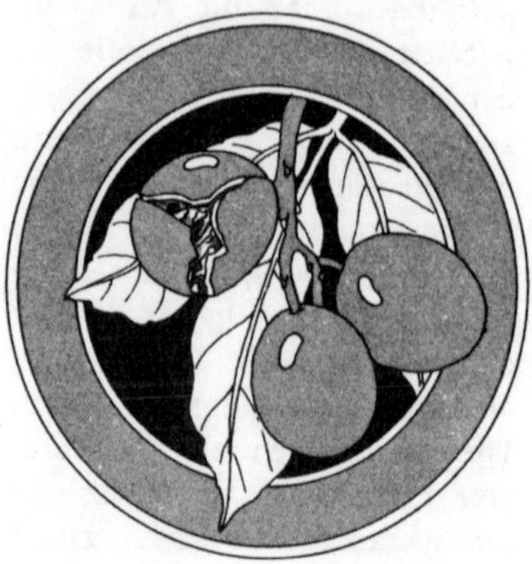

erneut streichfähig zu machen, gibt man nochmals etwas heißes Wasser dazu.

Nachdem du das Haar einmal gewaschen hast, wird die Farbe mit einem breiten Backpinsel gleichmäßig auf das Haar verteilt. Am einfachsten zieht man dazu einen Scheitel, streicht die Farbe ein, verteilt sie und zieht dann den nächsten Scheitel. Wenn alles eingestrichen ist, setzt man eine alte Plastikhaube auf den Kopf und läßt die Farbe bei gleichmäßiger Wärme einziehen. Aber aufgepaßt! Mit Walnußschalen erreicht man eine sehr intensive Braunfarbe. Deshalb ist es unbedingt notwendig, eine Strähne des Haares mit Farbe zu bestreichen und immer wieder zu prüfen, wie lange die Einwirkungszeit dauern soll. Man kann davon ausgehen, daß nach zwanzig Minuten Einwirkungszeit die natürliche Haarfarbe um einen Ton dunkler getönt ist.

Nach der Tönung wird das Haar noch einmal gründlich gewaschen, um alle Farbreste zu entfernen. Um dem Haar Glanz zu verleihen, gibt man in die letzte Wasserspülung einen Spritzer Essig.

Walnußblätter-Spülung

Weniger intensiv als die Farbspülung mit Walnußschalen ist die Spülung mit Auszügen aus Walnußblättern. Diese Spülung gibt dem Haar einen schönen Glanz, sie betont das Braun des Haares und verleiht fadem Braun eine volle, warme Farbe.

Die getrockneten Walnußblätter gibt es in Apotheken und Kräuterhandlungen. Eine Handvoll Blätter wird mit einem halben Liter kochendheißem Wasser übergossen, dann eine Viertelstunde durchziehen lassen. Dann seiht man die farbgebende Flüssigkeit durch ein feinmaschiges Küchensieb und drückt dabei die nassen Pflanzen gut aus. Das Haar wird nach der Wäsche gleichmäßig mit der Spülung einmassiert und danach nicht mehr gewaschen.

Henna für braunes und für rotes Haar

Die Anwendung von Hennapulver als Haarfarbe ist überall populär. Leider sieht man aber oft schlecht hennagefärbtes Haar, und schon daraus läßt sich erkennen, wie schwierig der Umgang mit dem rotfärbenden Pulver ist. Färbt man etwa dunkelblondes Haar mit Henna, entsteht ein sehr unschönes Karottenrot. Wird dunkles Haar zu intensiv mit Henna gefärbt, kommt ein häßliches Rostrot heraus, das nach jeder Tönung noch rostiger aussieht. Hinzu kommt, daß Henna leicht austrocknend auf das Haar wirkt, und durch unsachgemäße Anwendung sieht das Haar dann auch noch strohig aus. Es ist deshalb wichtig zu wissen, daß man dem Hennapulver pflegende Zusätze wie etwa Eigelb und Öl beimischen soll, um das Austrocknen des Haares zu vermeiden. Außerdem darf man die Tönung mit Henna nicht häufig anwenden, denn das einmal mit Henna getönte Haar wird bei der nächsten Tönung heller. Jedes halbe Jahr, so meint ein amerikanischer Haarspezialist, genügt eine Hennatönung. Außerdem reicht es, bei jeder neuen Tönung nur den Haaransatz zu färben und nicht jedesmal die Farbe ganz durch das Haar zu ziehen. Wer braunes Haar mit einem leichten Rotschimmer hat, kann durch eine Hennatönung das Rot im Haar unterstreichen. Sehr hübsch sind auch einzelne Strähnchen in braunrotem Haar. Dafür wendet man die Farbe so an, wie bei blonden Strähnchen angegeben.

Zubereitung und Anwendung: Von den zahlreichen im Handel angebotenen Qualitäten ist das marokkanische Hennapulver am besten. Man kann es in Drogerien und Indiengeschäften kaufen. Beim Einkauf ist jedoch Vorsicht geboten, denn alle Hennapulver sind grün, und es gibt nicht nur rotfärbendes, sondern auch schwarzfärbendes Hennapulver, das man für schwarzes Haar nimmt. Außerdem gibt es das sogenannte ›neutrale Henna‹, das keine Farbe abgibt. Es eignet sich gut zur Pflege von fettem Haar, und man kann damit eine Haarpackung nach dem gleichen Rezept wie für rotfärbendes Henna machen. (Bei blondem Haar darf man aber statt schwarzem Tee nur heißes Wasser nehmen.)

Einen Tag vor der Haartönung wird die Farbe angesetzt. Auf eine Tasse Hennapulver rechnet man ein Eigelb und zwei Eßlöffel Olivenöl sowie ein wenig starken schwarzen Tee. Zuerst verrührt man das Eigelb und Öl im Hennapulver. Dann gießt man mit etwas heißem schwarzem Tee auf, bis die Mischung gut streichfähig ist. Bedeckt über Nacht durchziehen lassen. Am nächsten Tag ist viel Flüssigkeit aufgesogen, und nun gibt man erneut etwas heißen schwarzen Tee dazu, bis man wieder einen streichfähigen Brei hat.

Nachdem das Haar einmal gewaschen wurde, wird die Tönung mit einem breiten Backpinsel auf das gescheitelte Haar verteilt. Die Kopfhaut sollte man möglichst nicht einpinseln, sondern nur den Haaransatz entlang des jeweiligen Scheitels. Wenn alles verteilt ist, kämmt man das Haar noch einmal durch, um die Farbe über das ganze Haar zu verteilen. Nun setzt man eine Plastikhaube auf, denn die konstante Wärme unter der Haube beeinflußt auch die Qualität der Tönung.

Wie lange die Farbe einwirken soll, hängt wieder von der eigenen Haarfarbe und von der Haarqualität ab. Es ist unbedingt ratsam, die Farbe an einer Haarsträhne zu testen, bevor man alle Farbe aufträgt. Die Farbe etwa zwanzig Minuten auf der Teststrähne einziehen lassen, dann waschen und trocknen. Erst am trockenen Haar kann man die Farbe genau beurteilen.

Nach der festgelegten Einwirkungszeit wird das Haar gründlich gewaschen. Bei der nächsten Tönung wird nur der Haaransatz behandelt.

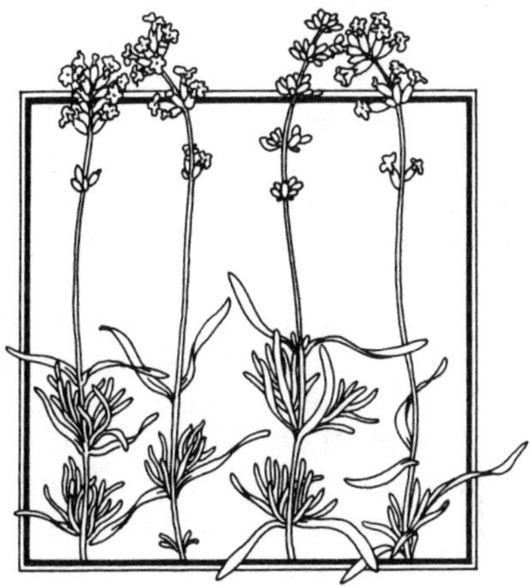

10
Welche Frisur steht dir?

Für Kleine

Wenn du klein und zierlich bist, versuche nicht mit aufgebauschten Haartürmen optische Zentimeter hinzuzugewinnen, das läßt den Kopf im Verhältnis zum Körper zu schwer und zu groß erscheinen. Auch lang herabwallendes Haar stimmt mit den Körperproportionen nicht überein, das sollte man lieber tragen, wenn man Gardemaße hat. Das richtige für dich ist ein sogenannter ›kleiner Kopf‹. Das muß aber nicht heißen, daß du jahraus, jahrein denselben Kurzhaarschnitt tragen sollst, das wäre wirklich zu langweilig. Jede Haarlänge läßt sich zu einem kleinen Kopf frisieren, etwa mit einem lustigen Zopf im Nacken oder mit Zöpfchen, die um den Kopf gewickelt werden oder zu einem kleinen Nackenknoten zusammengesteckt sind. Wer gerne halblanges Haar trägt, kann die Seitensträhnen mit Kämmchen zurückstecken, das legt die Gesichtsform frei und betont hübsche Augen.

Wenn du klein und etwas rundlich bist, so vermeide eng am Kopf anliegende Kurzhaarschnitte. Sie werden oft von Mädchen getragen, die unter ihrer pummeligen Figur leiden und meinen, sie können das Figurproblem durch einen besonders feschen Haarschnitt ausgleichen.

Viel günstiger für die rundliche Figur ist kinnlanges Haar, das schwingt, ein Pagenkopf, wenn er zur Gesichtsform paßt oder auch ein lockiger Wuschelkopf, bei dem das Haar im Nakken nicht zu kurz sein darf. Zu kurz abgeschnittenes Nackenhaar läßt die Hals- und Rückenproportionen plump erscheinen. Längeres, lockiges Nackenhaar hingegen streckt die gesamte Figur, nicht nur den Kopf, und läßt dich größer und schlanker erscheinen.

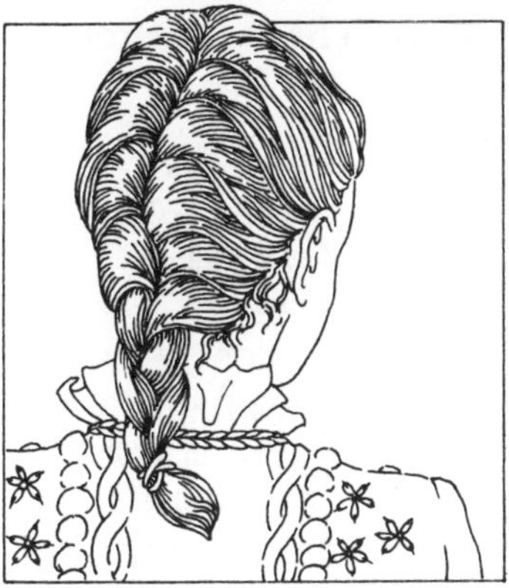

Wer klein und zierlich ist, dem steht am besten der klein frisierte Kopf. Das heißt aber nicht, daß man immer denselben Kurzhaarschnitt tragen muß, denn jede Haarlänge läßt sich zu einem kleinen Kopf frisieren. Hier als Beispiel ein geflochtener Gretchenzopf.

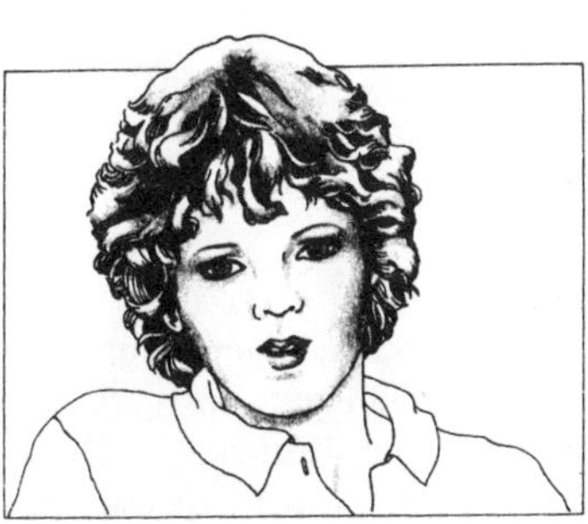

Wer nicht ganz schlank ist, dem steht dieser lustige Wuschelkopf. Das Haar braucht dazu eine leichte Dauerwelle und wird stufig geschnitten.

Für Große

Wenn du überdurchschnittlich groß und schlank bist, mußt du besonders auf deine Proportionen achten, um die richtige Frisur zu finden. Es mag sein, daß dir ein Kurzhaarschnitt wirklich ausgezeichnet zu Gesicht steht. Aber ist der Kopf im Verhältnis zum Körper nicht zu klein? Wenn die Schultern breit sind, sollte die Haarlänge auf gar keinen Fall kürzer sein als kinnlang, sonst siehst du womöglich männlich oder übersportlich aus. Große, schlanke und sportliche Mädchen sehen auch mit gelockter Löwenmähne gut aus, wenn Locken zu ihrem Stil und zum Gesicht passen. Mit langem Haar muß man ein wenig spielen. Wenn es frisch gewaschen ist, kannst du es mit Mittel- oder Seitenscheitel offen tragen. Sobald das Haar nicht mehr ganz so locker fällt, kannst du einen Zopf flechten, einen Pferdeschwanz binden oder das Haar mit Kämmchen aus dem Gesicht stecken.

Wer groß und nicht unbedingt schlank ist, dem stehen keine verspielten Löckchen. Die besten Proportionen zu breiten Schultern und breiten Hüften erreichst du mit großzügigen Wellen an den Seiten. Das Haar sollte mindestens kinnlang sein, viel Volumen haben und

Schwung bei jeder Kopfbewegung. Gerade, starre Linien im Haarschnitt solltest du vermeiden, und wer schnittlauchgerades Haar hat, kann den nötigen Schwung mit einer leichten Dauerwelle erreichen.

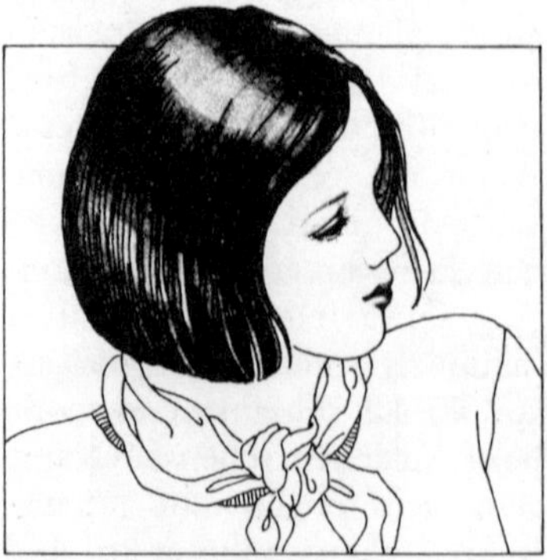

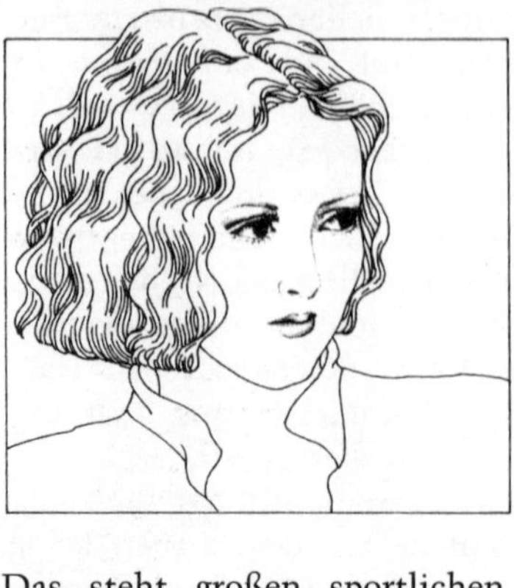

Das steht großen sportlichen Mädchen gut. Eine klassische Fönfrisur mit Scheitel, wenn das Gesicht großflächig und ausdrucksvoll ist. Oder seitlich gewelltes Haar für schmalere Gesichter.

Die Durchschnittsgröße

Die Auswahl der Frisur ist für durchschnittlich Große kein Problem. Schlanke können eigentlich jede Haarlänge tragen, kurzes, mittellanges und ganz langes Haar.

Eine ideale Haarlänge: Gleichlanges Haar wird in Höhe des Schlüsselbeins stumpf abgeschnitten. Man kann das Haar gelockt tragen oder glatt, mit Ponyfransen oder kleinen Seitenlocken, geflochten oder nur mit einer Spange aus dem Gesicht gesteckt.

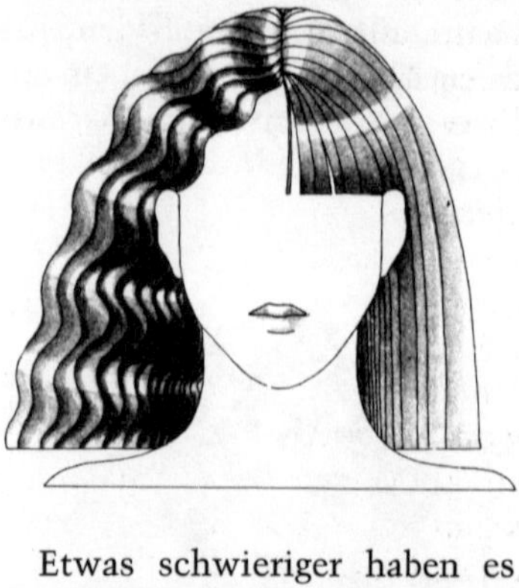

Etwas schwieriger haben es die Pummeligen mit durchschnittlicher Körpergröße. Ungünstig sind enganliegende Frisuren, sei es mit kurzem oder mit langem Haar. Diese Frisuren lassen den Kopf kleiner erscheinen und wirken bei sehr langem Haar auch noch ungünstig in die Länge gezogen. Halblanges Haar mit vielen Locken, wuscheligen Seitenpartien und schwingende Bewegung in der Frisur sind besonders vorteilhaft.

Die passende Frisur zur Gesichtsform

Es ist ganz einfach, die Gesichtsform festzustellen: Das Haar wird mit einem breiten Band aus dem Gesicht gebunden. Auch die Ohren sollen frei sein. Nun setzt du dich aufrecht vor einen Spiegel, und zwar so, daß das Licht von vorne auf das Gesicht fällt. Vielleicht siehst du schon jetzt die Form deines Gesichts? Wenn nicht, dann nimmst du einen Filzschreiber oder einen alten Lippenstift und malst deine Gesichtskonturen auf dem Spiegel nach. Dabei darfst du das Gesicht natürlich nicht bewegen. Man kann auch ein Auge zukneifen, dann sieht man die Linie besser. Wenn das Kunstwerk vollendet ist, trittst du einige Schritte zurück, und nun kannst du bestimmt die Form genau beurteilen. Wer Lust hat, dieses Spiel noch weiter zu vervollständigen, kann mit einem Stück Papier eine Schablone der Gesichtsform anfertigen und daran alle möglichen Frisuren ausprobieren. Auf ein Stück Papier werden verschiedene Frisuren aufgemalt und das Schablonengesicht daruntergelegt.

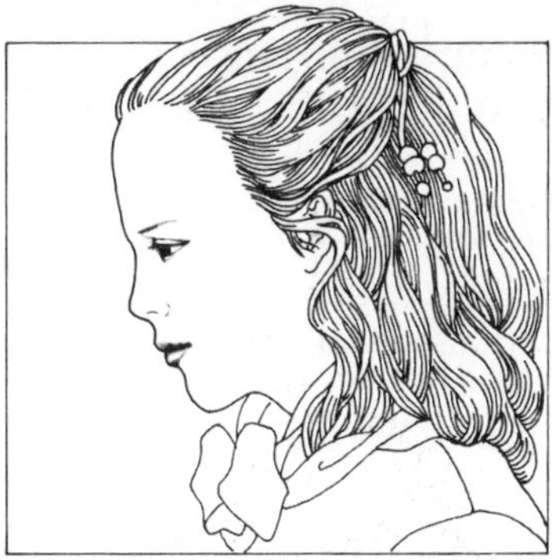

Gerade und lang herunterhängendes Haar zieht auch die Gesichtszüge nach unten und sieht deshalb oft zu traurig aus. Mit Schleifen, Bändern und Kämmen nimmt man deshalb die obere Haarpartie und die Seitensträhnen zurück, um eine positive Linie nach oben zu führen.

Das läßt nicht nur das Gesicht freundlicher erscheinen, es betont auch Stirn, Augen und Wangen.

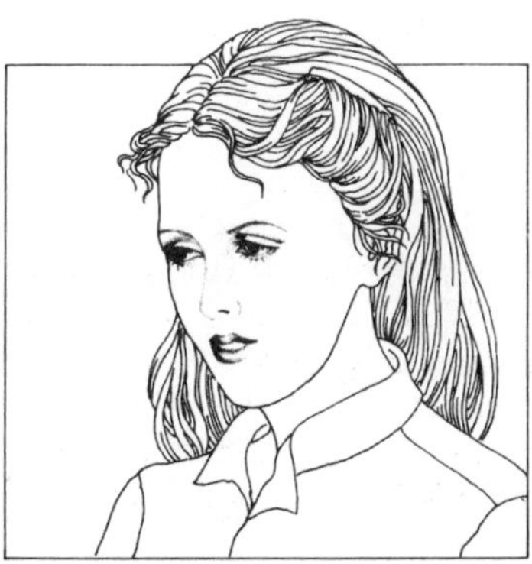

Frisuren für lange und schmale Gesichter

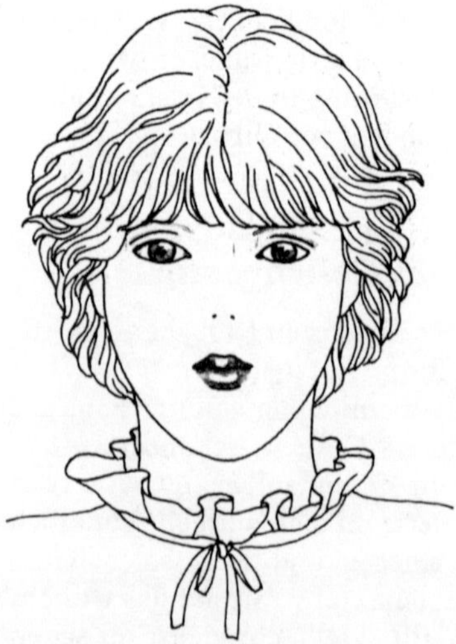

Schmale Gesichter mit kurzem Haar brauchen Haarfülle. Besonders vorteilhaft sind Locken, Mittelscheitel oder Seitenscheitel; aber auch Wuschelkopf und ebenso Ponyfransen sind günstig, doch mußt du darauf achten, daß die Frisur auch gut zu deinen Augen, zur Stirn und zu deiner Nase paßt.

Das lange Gesicht wird durch glatt herunterhängendes Haar noch mehr in die Länge gezogen, das schmale Gesicht auf den Seiten noch mehr verengt. Wer das Haar gerne lang trägt, kann die Seitenteile locker nach oben stecken, um das Gesicht optisch zu verbreitern. Ungünstig ist straff und glatt zurückgestecktes Haar.

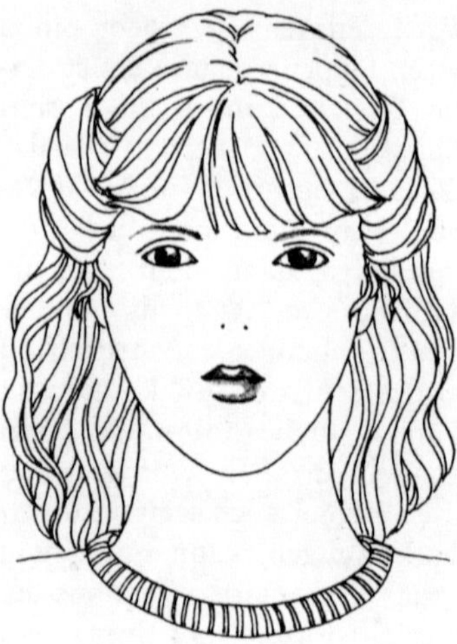

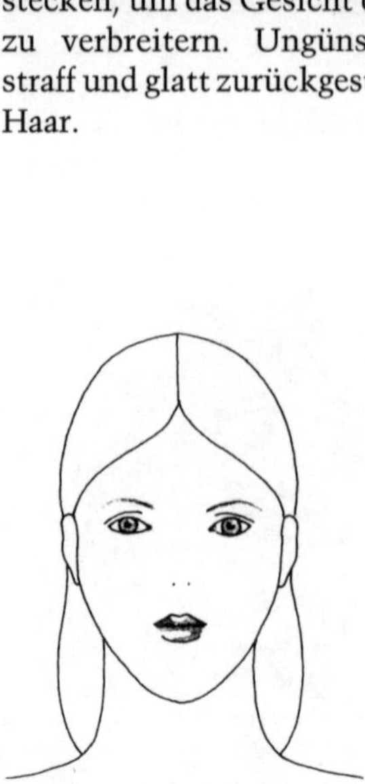

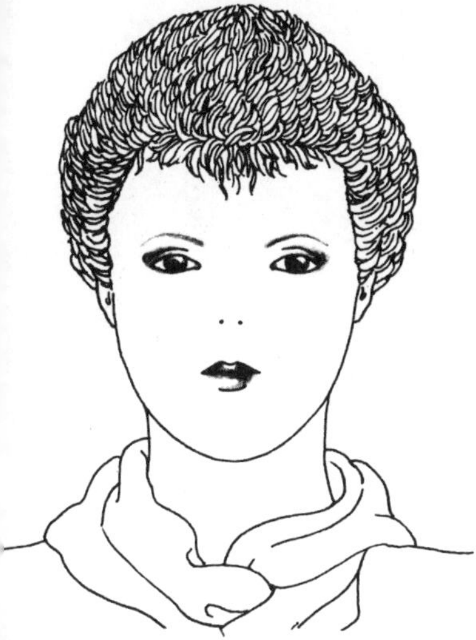

Frisuren für runde Gesichter

Alle Frisuren sind ungünstig, die nach hinten gebürstet werden, die die Ohren zeigen oder die an den Seiten zu glatt herunterhängen. Das runde Gesicht wirkt noch runder, wenn man die Linie der Wangen sieht.

Günstig sind Lockenköpfe in mittlerer Haarlänge, stufig geschnittene Wellen oder auch kinnlange Pagenköpfe, wobei die Ponyfransen nicht so füllig sein sollen, daß sie erdrückend wirken. Wer gern etwas längeres Haar trägt, kann von der Schläfe ausgehend schmale Seitenteile zurückstecken und die darunterliegenden Haarpartien lockig über die Wangen fallen lassen.

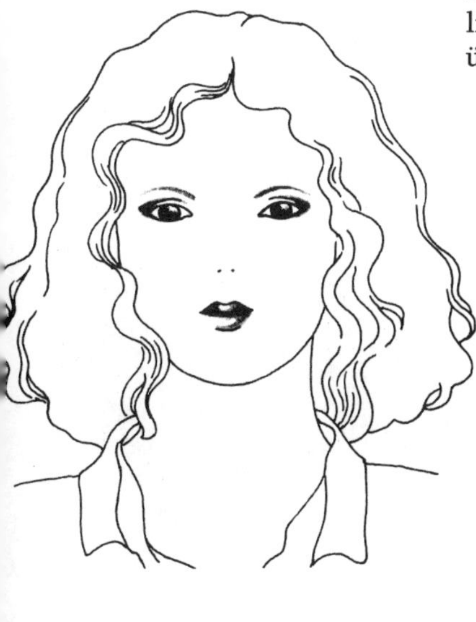

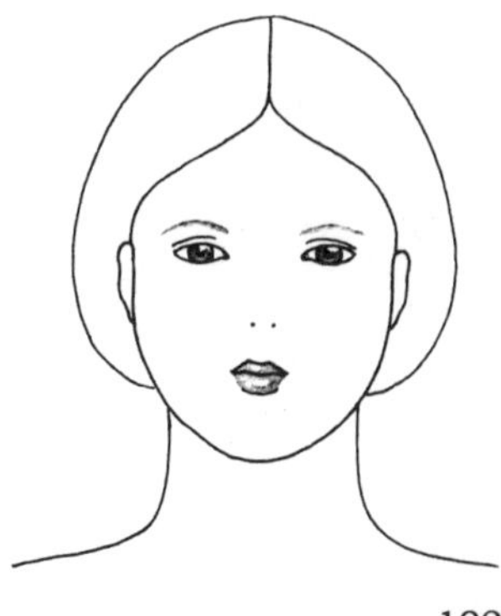

Frisuren für eckige Gesichter

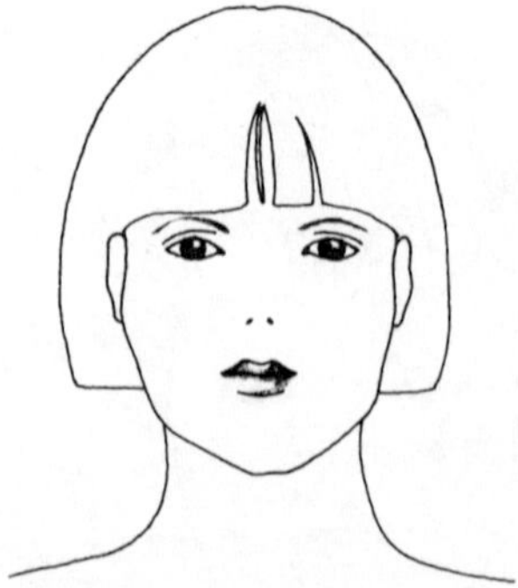

Bei der eckigen Gesichtsform erscheint vor allem der untere Teil der Wangenknochen kantig. Das bedeutet jedoch nicht, daß die Wangenknochen hinter Haar versteckt werden müssen. Vielmehr sollte man vermeiden, die eckige Form in der Frisur zu wiederholen, etwa mit streng geometrisch geschnittenen Kurzhaarschnitten. Auch Pagenköpfe sind ungünstig, sie lenken die Aufmerksamkeit auf die untere Gesichtshälfte und wirken zu gerade und streng.

Üppige, lockig gestufte Wuschelköpfe lösen die kantige Form optisch auf und sind sehr günstig. Viel Haarvolumen und reichlich dicke Locken kann man in vielen Haarlängen tragen, wobei die richtige Länge von Körpergröße und Gewicht abhängt.

Dicke verspielte Locken kann man in vielen Haarlängen tragen. Sie lösen die kantige Gesichtsform optisch auf.

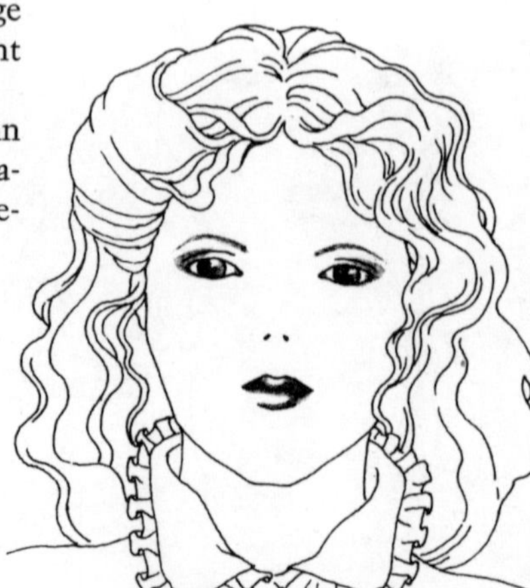

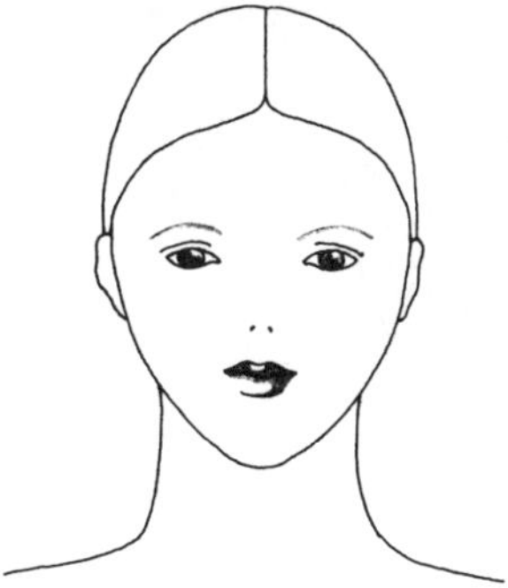

Frisuren für herzförmige Gesichter

Das dreieckige Gesicht hat eine im Verhältnis zum Kinn gemessen breite Stirn, wodurch der optische Eindruck einer spitz zulaufenden unteren Gesichtshälfte entsteht.

Mit der Frisur versucht man deshalb ein optisches Gleichgewicht zwischen oberer und unterer Gesichtshälfte herzustellen.

Ungünstig sind Frisuren, die die ganze Gesichtsform zeigen, etwa straff nach hinten gebundener Pferdeschwanz oder Mittelscheitel mit Ballerinaknoten. Günstig dagegen ist längeres Haar, denn gerade unterhalb des Ohrläppchens braucht die Frisur Fülle. Locken, auffliegende Haarenden oder eine dicke Innenrolle geben der unteren Gesichtshälfte mehr Gewicht. Auch duftige Lockenponys über der Stirn und an den Schläfen sind günstig zum Verdecken der unausgeglichenen Proportion.

Wird die Stirn spielerisch verdeckt, sieht zurückgebundenes, längeres Haar gut aus. Die klassische Innenrolle mit dickem Wellenpony ist eine ideale Frisur für herzförmige Gesichter.

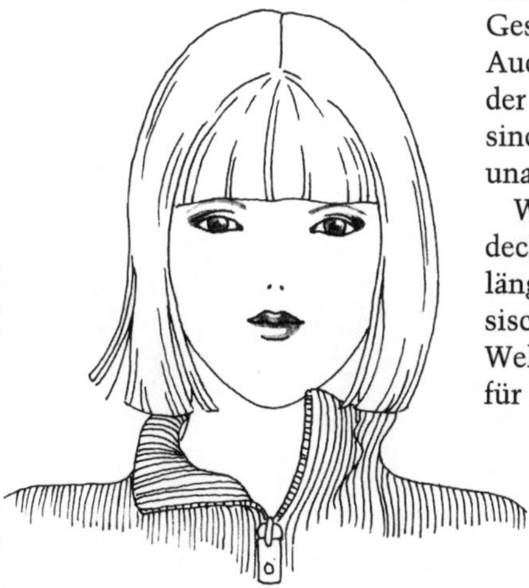

Frisuren für ebenmäßige Gesichter

Bei einem ebenmäßigen Gesicht stimmen alle Proportionen: die Höhe der Stirn im Verhältnis zu Nase und Kinnpartie. Die Gesichtsform ist gleichmäßig oval, die Backenknochen sind wohlgeformt und nicht zu breit.

Beneidenswert, wer diese Gesichtsform hat. Man kann jede Frisur tragen, vorausgesetzt, sie paßt zum eigenen Stil, zur Körpergröße, zu Augen, Mund und Nase, zu Haarqualität und Make-up.

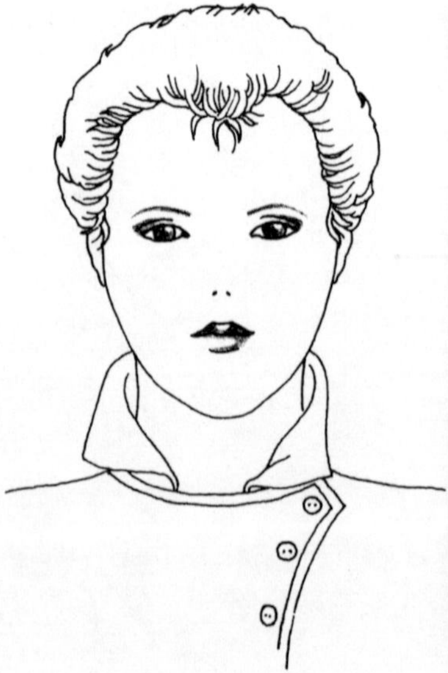

Klassischer Kurzhaarschnitt für ebenmäßige Gesichter. Günstig für Schlanke von mittlerer bis kleiner Körpergröße.

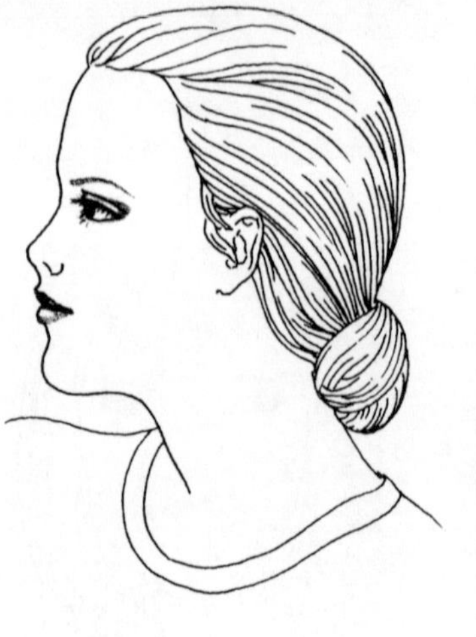

Wirkt intellektuell und betont das Profil: Der Ballerinaknoten. Hübsch für große Mädchen.

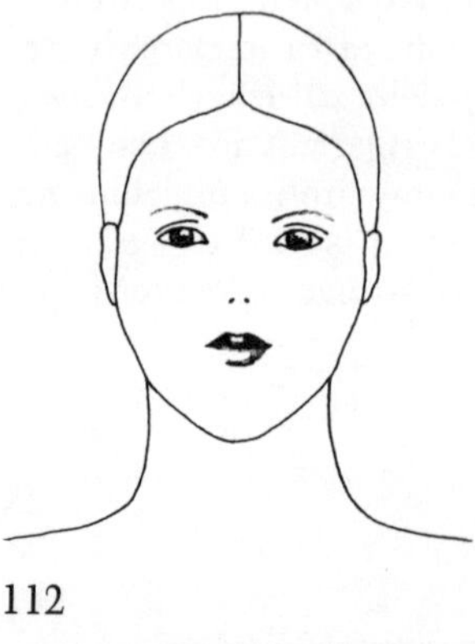

Schönheitsfehler, durch die Frisur korrigiert

Das Haar ist dünn und fettet zu leicht

- Dünnes Haar braucht Stand und Fülle. Ideal ist eine leichte Formwelle, damit das Haar nicht zu eng an der Kopfhaut anliegt. Die Frisur muß problemlos selbst zu fönen sein, denn schnellfettendes Haar wird oft gewaschen.
- Ob mit oder ohne Formwelle: Das Haar braucht einen guten Schnitt. Streichholzkurzer Stufenschnitt ist für dünnes Haar nicht geeignet, günstiger sind dauergewellte Ringellöckchen, die auch ohne Fön trocknen.
- Wer das Haar lieber länger trägt, sollte es nicht glatt herunterhängen lassen. Gedreht, geflochten und gesteckt, fallen die dünne Haarqualität und das schnelle Fettigwerden weniger auf.
- Man kann schnell fettendes Haar waschen, so oft es nötig ist, jedenfalls aber, wenn es anfängt, strähnig zu werden. Baby-Haarshampoo wirkt bei der Haarwäsche weniger stark entfettend als normale Shampoos und ist deshalb schonender, weil das Haar weniger schnell nachfettet. Nach der Haarwäsche kann man das Haar mit Kräutertee spülen. Rosmarin-, Salbei- oder Thymiantee eignen sich für dunkles, Kamillentee für blondes Haar. Wer das Haar oft wäscht, muß es auch oft trocknen. Die heiße Luft von Fön und Trockenhaube schadet dem Haar. Ideal sind deshalb Frisuren mit gutem Schnitt, die nach dem Waschen an der Luft trocknen und in gute Form fallen.

Die Stirn: Verstecken oder betonen?

Ähnlich wie beim Schminken gilt auch bei der Auswahl der Frisur die Regel: Vorteile unterstreichen, Nachteile verstecken.

- Die Höhe der Stirn bestimmt die Gesichtsproportion. Es ist ein Märchen, daß die sehr hohe oder sehr niedrige Stirn unbedingt hinter einem Pony versteckt werden muß. Nur der individuelle Gesichtsausdruck ist entscheidend dafür, ob man das Haar aus dem Gesicht trägt oder nicht.
- Wer eine niedrige Stirn hat, aber einen hübschen Haaransatz, kann von der Stirnpartie aus das Haar am oberen Teil des Hinterkopfs zusammenbinden oder flechten, das verlängert optisch die Linie

der Stirn. Damit die Frisur nicht zu streng wirkt, fallen einzelne Haarsträhnchen in die Stirn.

- Wenn die Stirn sehr hoch und ausgeprägt ist und einen hübschen Haaransatz hat, kann das Haar um die Stirn ›spielen‹, das verschmälert die seitlichen Stirnpartien. Je nach Gesichtsform und -ausdruck passen Seiten- oder Mittelscheitel, dicke Locken, Wellen oder klassische Fönfrisuren.
- Dichte gerade oder lockige Ponyfransen sind ideal, wenn man eine zu flache Stirn oder einen unregelmäßigen Haaransatz verdecken will oder wenn das Haar durch den Wuchs der Wirbel in die Stirn fällt.

Abstehende Ohren

- Bei Mädchen mit sehr schmalem Gesicht wirken die Ohren manchmal abstehend, weil optisch der Gesichtsform in der unteren Hälfte Volumen fehlt. Sehr vorteilhaft sind Frisuren, welche die Ohren entweder ganz bedecken oder sie zumindest lockig umspielen.

Die Nase ist zu groß

- Wenn die Nase im Gesicht dominiert, solltest du keine straff anliegenden oder glatt herunterhängenden Frisuren tragen. Lockige Wuschelköpfe in jeder Länge schaffen einen guten optischen Ausgleich.

Die Nase ist zu klein

- Ein zu kleines Näschen betont man erst recht, wenn mit dichten Ponyfransen die Aufmerksamkeit darauf gelenkt wird. Günstig sind Frisuren, die viel Gesicht zeigen, bei denen auch die Ohren und die Wangen zu sehen sind.

Das Kinn ist unausgeprägt

- Ungünstig sind alle Frisuren, die das Profil betonen, etwa glatt zurückgekämmtes Haar, Knoten oder Zopf. Günstig ist eine Haarlänge oder Frisur, die knapp über dem Ohrläppchen liegt und viel Haarvolumen am Hinterkopf zeigt. Wer langes Haar hat, kann gut lockige Hochfrisuren stecken.

11
Auf der Suche nach dem eigenen Stil

Geschmack ist keine Geldfrage

Vielleicht war Eva im Paradies, nachdem sie den schicksalhaften Apfel gepflückt hatte, die erste Frau von vielen, die resigniert feststellen: »Ich habe überhaupt nichts anzuziehen.« Seit Menschengedenken hört man diese traurige Botschaft, und sie richtet sich gewöhnlich an Mütter, Ehemänner, Freunde und Freundinnen. Es gibt dafür mehrere passende Gelegenheiten. Einmal zu Saisonbeginn, wenn die neue Mode vorgestellt wird und jeder meint, alles, was er aus dem vorigen Jahr besitzt, sei untragbar geworden. Oder wenn eine Einladung ins Haus steht, etwa zu einer Hochzeit oder zu einer Party. Dann verzweifelt die Weiblichkeit, oft vor einem total überfüllten Kleiderschrank. Und nun werden die verschiedensten Kleidungsstükke zur allgemeinen Begutachtung aus dem Schrank genommen, bei jedem Stück erklärt, warum es untragbar ist, und schließlich wird beschlossen, daß etwas Neues angeschafft werden muß. Dieses »Neue« hängt dann im nächsten Jahr auch unter den untragbaren Kleidungsstücken.

Offenbar muß man Fehler bei der Auswahl seiner Garderobe machen, bis man endlich lernt, warum man welche Sachen nicht kaufen soll. Geschmackvoll angezogen zu sein ist eine Kunst, die darin besteht, den persönlichen Stil zu finden.

Es ist bestimmt nicht immer eine Geldfrage, sonst müßten die Leute, die es sich leisten können, viel Geld für Garderobe auszugeben, auch geschmackvoll angezogen sein. Es gibt auch andere Gründe als Geldprobleme, die uns daran hindern, unseren eigenen Stil zu entfalten. Beginnen wir einmal mit den Fehlern, die am häufigsten begangen werden, wenn es um die Frage des persönlichen Stils geht.

Test	Ja	Nein
1. Die Lieblingsfarbe meiner Mutter ist hellblau (oder irgendeine andere Farbe). Deshalb sucht meine Mutter auch für mich am liebsten Kleidungsstücke in dieser Farbe aus.	☐	☒
2. Ich lege keinen großen Wert auf meine Garderobe, weil ich meine, es ist nicht so wichtig, was man trägt.	☐	☒
3. Ich mache jede Mode mit, um zu zeigen, daß ich modebewußt bin.	☐	☒
4. Ich weiß nicht, welche Farben am besten zu meiner Hautfarbe und zu meinem Haar passen, aber ich trage vorzugsweise Modefarben, das ist nie falsch.	☐	☒
5. Meine Freundin sieht in Reithosen toll aus. Ich möchte auch solche Hosen haben und werde mir sie auf jeden Fall kaufen, sobald ich das Geld dazu habe.	☐	☒
6. Wenn ich Kleider einkaufen gehe, nehme ich gern impulsiv, was mir gefällt. Ich mache keinen Plan, ob das Stück in meine übrige Garderobe paßt oder nicht.	☐	☒
7. Ich kaufe mir lieber einen billigen Pullover aus Kunstfasern statt einen teuren aus Wolle. Klassische Wollpullover sind altmodisch.	☐	☒
8. Ich schwärme für eine Beat-Band und ziehe mich am liebsten so an wie die Gruppe.	☐	☒
9. Ich habe alle möglichen Sachen zum Anziehen, aber richtig schick finde ich mich darin nie.	☒	☐
10. Ich habe überhaupt kein Geschick dafür, Kleider abzuändern, deshalb kaufe ich mir lieber gleich etwas Neues.	☒	☐

Gewiß sind diese Fragen nach den ärgsten Fehlern beim Einkauf der Garderobe ziemlich übertrieben. Vielleicht hast du manche der Fragen mit einem ehrlichen »Ja« beantwortet oder nur mit einem halben »Nein«. Mit meinem Fragebogen wollte ich hinter jeder Frage ein Problem verstecken, das dir auf der Suche nach der idealen Grundgarderobe und dem Finden deines individuellen Stils im Weg stehen kann. Und hier sind die Stichworte zu jeder Frage. Alle Fragen, die du mit »Ja« beantwortet hast, beinhalten ein Problem, mit dem du dich auseinandersetzen solltest.

1. Unsicherheit

Bestimmt ist es nett gemeint, wenn deine Mutter, deine Tante oder dein Vater die Kleidungsstücke für dich in ihren eigenen Lieblingsfarben aussuchen. Sie tun es wahrscheinlich, weil du selbst keine Wünsche äußerst und keine Vorschläge machst, welche Farben du am liebsten hättest. Versuche herauszufinden, welche deine Lieblingsfarben sind und wie sie dir stehen. Sehr oft sind die Lieblingsfarben auch die, welche einem am besten zu Gesicht stehen. Probiere die Farben bei Tageslicht aus und achte dabei auf deine Hautfarbe, die Augenfarbe und auf die Haarfarbe. Überlege dir, wie die Farben, die du für dich ausgesucht hast, zu deinen übrigen Kleidungsstücken passen, und wenn zu viele ›falsche‹ Farben in deinem Schrank hängen, dann versuche sie nach und nach loszuwerden.

2. Freudlosigkeit

Ich glaube, du hast noch nicht entdeckt, wieviel Spaß hübsche Kleider machen. Mit Kleidern spielerisch umgehen, nähen, stricken und verschönern, darin liegt auch ein Element der Lebensfreude. Mit unserem Aussehen vermitteln wir Botschaften an unsere Umwelt, ohne zu sprechen. Wenn du Gedrücktheit, Niedergeschlagenheit und Traurigkeit durch deine freudlose Kleidung ausdrücken willst, dann zeigst du damit auch, daß du keinen großen Wert auf die Änderung deiner Grundstimmung legst. Versuche einmal, positive Stimmungen in deiner Kleidung zum Ausdruck zu bringen.

3. Mangelndes Selbstvertrauen

Es ist ein großer Unterschied, ob man Tendenzen der Mode mitmacht und sie seinem eigenen Stil anpaßt oder ob man sich von der Mode beherrschen läßt. Wer einen sicheren Instinkt dafür hat, was ihm steht, kann gar nicht jeden Modeschrei mitmachen, weil er aus dem Überangebot von Ideen nur das herausnimmt, was zu ihm paßt. Viele Mädchen mit mangelndem Selbstvertrauen versuchen ihr Problem hinter der Maskerade modischer Ideen zu verstecken. Stelle dir bei jedem Einkauf von Kleidungsstücken die Frage, ob es dir wirklich steht und Spaß macht oder ob das Stück nur erworben wird, weil es zur Zeit ›in‹ ist.

4. Mangelndes Urteilsvermögen

Wenn du deinen eigenen persönlichen Stil entwickeln willst, solltest du dich nur auf Farben festlegen, die dir gut stehen. Die Modebranche lebt von der Abwechslung, und es ist wichtig, viele Anregungen zu haben. Aber heraussuchen wird man sich nur das, was einem selbst am besten steht und nicht irgend jemandem. In diesem Jahr ist vielleicht Olivgrün die große Mode, aber Olivgrün paßt weder zu deinem Teint noch zu deiner übrigen Garderobe. Eigentlich steht dir Feuerwehrrot am besten, aber in diesem Jahr findest du keinen roten Pullover genau in dieser speziellen Farbnuance. Du brauchst ein wenig Selbstvertrauen, wenn die Verkäuferin im Geschäft dich belehrt: »Rot trägt man ja in diesem Jahr überhaupt nicht!« Mit etwas Geduld wirst du deinen roten Pullover ganz bestimmt finden.

5. Die schlechte Kopie

Die Reithose ist hier als Beispiel gedacht, es könnte sich aber ebenso um irgendein anderes Kleidungsstück handeln, das dir an deiner Freundin gut gefällt und durch dessen Erwerb du dir die gleiche vorteilhafte Wirkung erhoffst. Bevor du dich jedoch zum Kauf entschließt, solltest du ganz sicher sein, daß dieses Kleidungsstück wirklich zu dir paßt. Die Beweggründe für den Kauf sollten nicht darin bestehen, so auszusehen wie deine Freundin. Denn wenn dir das Kleidungsstück nicht steht, siehst du nur aus wie eine schlechte Kopie. Überlege dir außerdem, ob das Kleidungsstück sich in deine Garderobe einfügen läßt. Brauchst du noch extra Schuhe, Strümpfe und Pullover, um die Hose überhaupt tragen zu können? Die Anschaffung wird teuer, wenn man zuerst noch alles andere dazu kaufen muß.

6. Unüberlegtheit

Wenn man nicht viel Geld für die Garderobe ausgeben kann, braucht man unbedingt einen

Plan oder zumindest eine feste Vorstellung von den Dingen, die man kaufen will. Impulsivkäufe machen zwar im Moment sehr viel Spaß, aber nur allzuoft sind die spontan gekauften Dinge bei näherer Betrachtung nicht brauchbar. Was im Laden so hübsch dekoriert aussah, wirkt zu Hause viel weniger attraktiv. Das Kleidungsstück paßt weder zu deiner übrigen Garderobe noch steht es dir wirklich, wenn du ganz ehrlich bist. Und so landet es im Kleiderschrank, wird selten angezogen, und eigentlich ist man froh, wenn man es nicht mehr sehen muß. Wenn du zu unüberlegten Käufen neigst, dann lege dir eine Liste der Garderobestücke an, die du wirklich benötigst. Nimm deine Liste zu jedem Einkauf mit, und wenn du wieder in Versuchung kommen solltest, ein unbrauchbares und unnötiges Kleidungsstück zu kaufen, dann lies nach, was du dir vor dem Einkauf mit kühlem Verstand überlegt hast.

7. Mangelnde Erfahrung

Sinn für Qualität ist nicht angeboren, du erwirbst ihn durch Erfahrung. Den billigen Pullover aus Kunststoff, in modischer Farbe und modischem Schnitt, muß man einmal kaufen und tragen, um festzustellen, wie schnell er seine Form verliert, wie leicht man darin schwitzt und wie unmodern er im nächsten Jahr aussieht. Im Vergleich zum billig gemachten Modepulli ist ein schöner Wollpullover nicht wesentlich teurer. Letzten Endes ist er sogar billiger, denn du kannst ihn jahrelang tragen, er verliert seine Form nicht, er ist luftdurchlässig und deshalb angenehmer auf der Haut. Und er paßt zu jedem Kleidungsstück, zu Jeans, zu Bermudas, zum Schottenrock oder zur klassischen Flanellhose.

8. Die Imitation

Imitieren – das heißt soviel wie nachahmen oder nachmachen. Natürlich verstehe ich deine Begeisterung für eine Gruppe, und es ist ganz klar, daß du auch äußerlich versuchst, so wie diese aufzutreten und dich daher ähnlich anzuziehen. Um dieses Problem geht es bei dieser Frage gar nicht. Es geht eigentlich nur darum, sich bewußt zu machen, daß man durch die Art der Kleidung, eben durch die Imitation, dem Wunsch Ausdruck verleiht, so zu sein wie die anderen. Der Trend, den die anderen festgelegt haben, entspricht vielleicht momentan am meisten deiner eigenen Grundstimmung. Wenn die eine Mode vorüber ist, wechselst du wahrscheinlich zur nächsten. Wäre es nicht vielleicht besser, wenn du selbst einmal durch deinen eigenen Stil die anderen dazu bringen könntest, dich zu imitieren?

9. Ausdruckslosigkeit

Eigentlich besitzt du einen Schrank voller Kleider. Die einzelnen Stücke gefallen dir auch ganz gut. Aber das Problem besteht darin, daß sich alles nicht so recht zu einer schicken Garderobe zusammenfügt. Was machst du falsch? Du kaufst zwar Dinge, die dir gefallen, aber du hast deinen eigenen Stil noch nicht so recht gefunden, und die Sachen, die dir gefallen, sind nicht unbedingt auch die, die dir am besten stehen. In unserer Vorstellung sind wir zwar überzeugt davon, alles, was uns gefällt, sei auch das, was am besten zu uns paßt. Leider stimmt das nicht immer, und ich will damit gewiß nicht sagen, daß Dinge, die uns nicht gefallen, uns besser stehen. Du mußt lernen, dich zu beschränken und aus einer Vielzahl von schönen Sachen genau das herausfinden, was den Stil deiner Garderobe bestimmen soll.

10. Ungeschicklichkeit

Manche Mädchen haben ein großes Geschick, durch kleine Veränderungen ihren Kleidern Pfiff zu geben. Aus einem Stückchen alter Spitze wird ein neuer Kragen gemacht, eine langweilige Strickjacke wird durch eingestickte Blümchen zum Schmuckstück hergerichtet, Kleider werden mit Bordüren verlängert – man könnte eine ganze Reihe von Kunstfertigkeiten aufzählen. All diese Dinge kann man erlernen, und wer glaubt, zwei linke Hände zu haben, sollte sich mehr zutrauen und einfach einmal mit dem Handarbeiten anfangen. Warum gründest du nicht einen ›Aus-Alt-mach-Neu-Klub‹ und triffst dich mit ein paar geschickten Handarbeiterinnen? Wenn mehrere Mädchen gemeinsam arbeiten, macht es viel mehr Spaß, und außerdem entstehen auf diese Weise die besten Ideen.

Was heißt eigentlich Grundgarderobe?

Wenn wir uns entschließen, eine brauchbare Grundgarderobe zusammenzustellen, muß der Begriff ›Grundgarderobe‹ zuerst einmal ein bißchen näher erklärt werden. Man versteht darunter eine Anzahl von Kleidungsstükken wie Hosen, Röcke, Pullover, Blusen und Schuhe von guter Qualität, sportlichem Stil und klassischer Einfachheit. Die Stücke der Grundgarderobe sind sozusagen ohne Saison. Sie müssen so beschaffen sein, daß man sie im Winter wie im Sommer gebrauchen kann und alle anderen Kleidungsstücke um sie herum geplant werden können.

Bevor wir nun die wichtigen Stücke für die Grundgarderobe aussuchen, müssen wir deine Grundfarbe finden, denn fast alle Kleidungsstücke der Grundgarderobe sind einfarbig. Der Vorteil der Einfarbigkeit liegt darin, daß sich eine große Anzahl von anderen Farben und Mustern zu diesen einfachen, ruhigen Grundfarben tragen lassen und die Kleidung damit variationsfähig wird. In der Praxis heißt das, der Kleiderschrank ist zwar weniger voll, aber du hast mehr anzuziehen. Und was den Geldbeutel angeht, so bedeutet die Anschaffung einer guten Grundgarderobe eine zwar nicht ganz billige, aber gute Investition, die sich auf lange Sicht lohnt. Denn die saisonlosen Stücke deiner Grundgarderobe kannst du jahrelang tragen und auch gut abändern, während modische Dinge, die man als Beiwerk der Grundgarderobe ansehen kann, ruhig billig sein dürfen. Sie werden durch die gute Qualität deiner ›Basisstücke‹ aufgewertet, und wenn die Mode wieder wechselt, waren deine Ausgaben dafür nicht allzu hoch. Und wenn einmal ein Stück deiner Grundgarderobe nicht mehr tragbar ist, solltest du es unbedingt ersetzen, wenn möglich in der gleichen Farbe und im gleichen Stil.

Die ›gleiche‹ Farbe – das klingt ziemlich einfach, aber es ist nicht ganz leicht, immer die gleiche Farbe zu finden. Du kennst vielleicht das Problem, wenn du beispielsweise zu einer dunkelblauen Hose einen dunkelblauen Pullover suchst, der genau das gleiche Blau haben soll. Man nimmt die Hose mit in die Geschäfte, geht mit Hose und Pullover ans Tageslicht, vergleicht die Farben und findet doch nur Blautöne, die fast, aber nicht ganz richtig sind. Und nun braucht man leider etwas Geduld, bis man das richtige Blau gefunden hat. Statt ein falsches Blau zu nehmen, solltest du dich lieber gleich für eine andere Farbe entscheiden. Nichts sieht unvorteilhafter aus als die Zusammenstellungen von ›beinahe richtigen‹ Farben.

Wie suchst du den eigenen Stil?

Es hört sich immer so leicht an, wenn vom eigenen Stil die Rede ist. Auch sind solche Begriffe wie ›sportlich‹ oder ›elegant‹ so dehnbar und ungenau, daß eigentlich niemand etwas damit anfangen kann. Selbstverständlich geht man sportlich angezogen in die Schule, und sportlich angezogen wird man auch den größten Teil seiner freien Zeit verbringen. Und ebenso selbstverständlich geht man nicht sportlich angezogen in die Oper oder zu einer Hochzeit. Es ist ein Merkmal des Gut-angezogen-Seins, zum richtigen Zeitpunkt das richtige Kleidungsstück zu tragen.

Es kommt jedoch nicht nur darauf an, zum richtigen Zeitpunkt das richtige Kleidungsstück zu tragen, sondern vor allem auch, es geschmackvoll zu tragen. Es ist bei dem heutigen Überangebot an Modeideen für viele Mädchen wirklich nicht leicht, die einzelnen Kleidungsstücke stilmäßig aufeinander abzustimmen, so daß sie harmonisch wirken. Ich stelle daher im nächsten Kapitel nicht nur die wichtigsten Kleidungsstücke für eine Grundgarderobe vor, sondern ich zeige daneben auch die vielen Kombinationsmöglichkeiten, die man damit hat.

Ob beim Schminken oder beim Anziehen, es gibt immer einen Schlüsselsatz, der dir den Weg zu deinem schöneren Ich weist: »Vorteile unterstreichen, Nachteile verstecken.« Wenn du dich kritisch im Spiegel betrachtest, wirst du an deinem Aussehen die Pluspunkte und die Minuspunkte feststellen können. Nun mußt du herausfinden, wie du deine Vorteile so zur Geltung bringen kannst, daß man die Nachteile deiner Figur darüber vergißt. Durch diese Art von Überlegungen stellst du allmählich eine engere Beziehung zu deiner Person her, durch eine veränderte Auswahl deiner Garderobe ändert sich auch dein Erscheinungsbild und charakterisiert deinen persönlichen Ausdruck und damit deinen persönlichen Stil.

Minuspunkte	und wie du sie versteckst
Die Beine sind im Verhältnis zum Oberkörper zu kurz.	Zu kurze Beine lassen sich optisch durch kurze Oberteile verlängern. Jacken und Pullover sollten nur bis zur Taille reichen und bis zum Hals zu knöpfen sein. Enganliegende Oberteile passen schlanken Mädchen, etwas weiter muß der Schnitt sein, wenn du breite Hüften hast.

Minuspunkte	und wie du sie versteckst
Die Beine sind im Verhältnis zum Oberkörper zu lang.	Die Oberteile können einen langen Schnitt haben. Lange, schmale Blazer, lange Pullover und Jacken bringen das Mißverhältnis zwischen Oberkörper und Beinen zum Verschwinden.
Die Hüften sind im Verhältnis zu den Schultern zu breit.	Versuche einen optischen Ausgleich mit den Schultern, indem du Pullovern, Strick- und Stoffjacken Schulterpolster unterlegst. Die Länge der Oberteile sollte immer über die Hüften reichen; auch sollten die Oberteile nicht enganliegend sein. Vermeide quergestreifte und eingereihte bzw. gezogene Röcke.
Die Schultern sind schmal und abfallend.	Es ist dein Problem, daß die Kleider an dir hängen. Blusen, Pullover, Jacken und Mäntel lassen sich mit Schulterpolstern unterlegen. Das gibt dem Kleidungsstück Stand und Form und sieht viel attraktiver aus.
Das Gesicht ist schmal und sieht immer ein wenig traurig aus.	Vermeide strenge Formen und triste Farben. Spitze und lange Krägen ebenso wie V-Ausschnitte wirken streng. Suche nach runden Krägen für Blusen, Pullover und Mäntel, nach weichen Stoffen und Farben.
Der Busen ist zu klein.	Achte auf das Material von Stoffen; zu dünne Stoffe, die eng am Körper anliegen, sind ungünstig. Strickjacken mit Noppen, Pullover mit Zöpfchen und Blusen mit Rüschen können am besten von Mädchen mit wenig Busen getragen werden.

Minuspunkte	und wie du sie versteckst
Der Busen ist zu groß.	Vermeide zu eng anliegende Oberteile, die den Busen zu sehr abzeichnen. Gerade geschnittene Jacken und lässig weite Pullis sehen hübscher aus.
Die Beine sind nicht gerade.	Weit geschnittene Hosen mit Bundfalten lassen keine Beine sehen. Vermeide ganz eng geschnittene Hosenbeine. Beim Rock sollte der Saum über dem Knie enden. Trage farbige Strümpfe und keinesfalls enganliegende Stiefel.
Die Arme sind zu lang.	Für dich wurden die Stulpenaufschläge erfunden. Vermeide lange, enganliegende Ärmel ohne Bündchen. Lasse die Manschetten deiner Blusen sehen und schlage sie über die Pulloverbündchen. Ziehe die Ärmel zur Hälfte hoch, das verkürzt optisch den Arm.
Du bist zu groß.	Versuche deine Länge optisch zu unterbrechen. Weite Pullis, mit Gürteln getragen, weit geschnittene Reithosen, weit geschnittene Röcke mit Blouson-Oberteilen, schenkellange Jacken und Stiefel stehen dir gut.
Du bist zu klein.	Vermeide den verzweifelten Versuch, mit lang geschnittenen Jacken und Pullovern deine Figur in die Länge zu strecken, das macht dich nur noch kleiner. Enganliegende, kurze Jäckchen, zierliche Krägen, viel kleines und niedliches Zubehör wie Spitzen am Kragen, verzierte Pullover, schmale Gürtel, runde Krägen, hochgeknöpfte Jacken mit kleinen Knöpfen und schmale Mäntel stehen dir gut.

Die Grundfarben

Dunkelblau

Das ideale Blau für die Grundgarderobe muß noch ein wenig beschrieben werden. Es gibt nämlich Blautöne, die wegen ihres Anteils an Gelb oder Rot unruhig wirken und sich deshalb als Grundfarbe nicht eignen. Das Blau, das wir suchen, ist ein sehr dunkles Blau, und es liegt, auch bei Tageslicht besehen, nahe an Schwarz. Es ist eine ruhige Farbe, aber keineswegs langweilig. Ihre Energie liegt sozusagen im Verborgenen, denn in der Zusammenstellung mit anderen Farben wie etwa Rot oder Weiß gewinnt sie an Ausdruckskraft und verleiht den mit ihr kombinierten Farben Leben.

Wem steht Dunkelblau? Dunkle Farben lassen die Figur schlanker erscheinen. So ist Dunkelblau eine gute Farbe für Mädchen, die nicht sehr schlank sind. Aber auch für schlanke Mädchen ist die Farbe schön, und sie paßt vor allem zu heller Haut, zu blondem und rötlichem Haar. Du kannst viele schöne Farben mit Dunkelblau kombinieren, etwa Rosa, Dottergelb, Hellblau, Königsblau, Weiß, helles Lila, Rot oder helles Olivgrün. Wenn Farben, die gut zu Dunkelblau passen, dir am besten stehen, dann ist Dunkelblau eine ideale Grundfarbe für dich.

Was sagen die Psychologen zu Dunkelblau? Blau gilt als Symbolfarbe der Treue, und eine chinesische Weisheit besagt: Blau bedeutet Denken! Wer Blau zu seiner Lieblingsfarbe wählt, ist sensibel und hat ein Bedürfnis nach Ruhe und Zufriedenheit. Wer Blau ablehnt, der ist mit sich selbst nicht zufrieden und findet keine Ruhe und Geborgenheit. Der Schweizer Professor Max Lüscher sagt dazu: »Für diese Menschen ist das Grundbedürfnis der Bindung, welches durch Blau repräsentiert wird, in einer wesentlichen Beziehung nicht erfüllt. Oft ist es die Beziehung zu einem Liebespartner, zuweilen die zur Arbeit oder auch zum Ort, an dem man leben muß.«

Grau

Früher galt Grau als triste Farbe, die vornehmlich von älteren Damen getragen wurde. Die junge Mode aber hat Grau längst als ideale Grundfarbe erkannt, denn ebenso wie Dunkelblau ist Grau eine anpassungsfähige, ruhige Farbe für die Grundgarderobe. Worauf es bei der Auswahl von Grau jedoch ankommt, um den genau richtigen Farbton zu finden, das ist nicht ganz so einfach. Denn man muß sich entweder für das dunkle Anthrazitgrau oder für Hellgrau entscheiden. Beide Farben sind ideale Grundgarderobenfarben, aber nicht jedem steht das dunkle Grau und nicht jedem das helle Grau; man kann fast sagen, es sind zwei völlig verschiedene Farben, und jede der beiden Farben stellt andere Ansprüche an die Trägerin.

Wem steht Grau? Dunkles Anthrazitgrau eignet sich für Mädchen, denen zarte Pastellfarben gut zu Gesicht stehen. Auch für weniger schlanke Mädchen ist dieses Grau günstig, denn es läßt die Figur schmaler erscheinen. Es ist eine gute Farbe für lebhafte, vitale Mädchen; wer leicht ein wenig zu traurig aussieht, sollte mit diesem Grau vorsichtig sein, denn Anthrazitgrau kann nicht nur Farben und Muster unterstreichen, es unterstreicht auch eine traurige Grundstimmung.

Anders ist es mit dem hellen Grau. Insgesamt wirkt Hellgrau lebhafter, fröhlicher und auch weicher und jünger. Gut kombinierbar ist Hellgrau Ton-in-Ton mit dem gleichen Hellgrau, mit gemusterten Blusen und Pullovern in Pastelltönen, mit kräftigem Rot, mit Auberginerot, mit Dunkelblau, Gelb, kräftigem Olivgrün, Ziegelrot. Wem diese Farben stehen, sollte Hellgrau zur Farbe seiner Grundgarderobe machen.

Was sagen die Psychologen zu Grau? Grau ist eine Farbe für Eigenbrötler. Die Bedeutung von Grau: Distanziertheit. Wer Grau zu seiner Lieblingsfarbe wählt, so meinen die Psychologen, will sich selbst nicht zu erkennen geben und ist auch bestrebt, sich gegen alle Einflüsse von außen abzuschirmen. Wer Grau konsequent ablehnt, protestiert gegen Langeweile, gegen Alleinsein und Nichtstun. Aber es ist vielleicht auch ein Mensch, der nicht allein sein kann und mit seiner Lebendigkeit anderen auf die Nerven geht.

Rot

Rot gibt es in solch einer unendlichen Vielfalt von Schattierungen, daß es gar nicht so einfach ist, das ideale Rot für die Grundgarderobe zu finden und richtig zu beschreiben. Ich werde deshalb Goethes Farbenlehre zu Rate ziehen: »Man entferne bei dieser Benennung alles, was im Roten einen Eindruck von Gelb oder Blau machen könnte. Man denke sich ein ganz reines Rot, einen vollkommenen, auf einer weißen Porzellanschale aufgetrockneten Karmin.« Karmin ist ein roter Farbstoff, der als feurigrotes Pulver im Handel zu haben ist. Goethe hatte recht, was das Rot für unsere Grundgarderobe betrifft. Denn jedes Rot, in dem zuviel Gelb oder Blau steckt, läßt sich nicht gut mit anderen Farben kombinieren. Du mußt deshalb ein ganz eindeutiges Rot, ein klares Rot aussuchen, das leuchtet und trotzdem nicht hart und knallig wirkt. Wem helleres Rot gut steht, kann sich für das sogenannte Feuerwehrrot entscheiden. Wem dunkleres Rot zu Haut- und Haarfarbe paßt, wird Blutrot bevorzugen.

In der Skala der Rottöne gibt es noch Auberginerot, Bordeauxrot oder Ziegelrot, alles Farben, die man gut als Farben für die Grundgarderobe wählen kann, wenn sie zur Hautfarbe, zur Haarfarbe und zur Farbe der Augen passen.

Wem steht Rot? Helleres Rot nimmt Farbe aus dem Gesicht, weshalb es vor allem Mädchen mit bräunlichem Teint steht. Wer rote Wangen hat, sollte Rot als Grundfarbe lieber meiden. Bei sehr heller, klarer Haut sieht dunkleres Rot hübsch aus. Blonde, Brünette und Schwarzhaarige können normalerweise Rot tragen, doch mußt du bei Rot mehr auf die Hautfarbe als auf die Haarfarbe achten.

Gut zu Karminrot passen Dunkelblau und Weiß, und auch die Kombination Blau-Weiß-Rot steht vielen Mädchen gut. In diesen Farben gibt es ein großes Angebot von hübschen Kleidungsstücken und Accessoires, Gürteln, Schuhen, Strümpfen, Mützen. Blau-Weiß-Rot sieht immer lustig und freundlich aus.

Auberginerot und Bordeauxrot sind ideale Farben zum Kombinieren, vor allem mit Pastellfarben, mit Hellgrau und auch mit Dunkelblau, wenn man noch etwas Weißes dazu trägt. Auberginerot ohne hellere Farben wirkt schnell stumpf und düster.

Was sagen die Psychologen zu Rot? Rot steht als Farbsymbol für Aktivität und Erfolg, und Rot soll die Farbe der selbstbewußten Menschen sein, die begeisterungsfähig und unternehmungslustig sind. Rot und Purpurrot haben Kaiser, Könige und Kardinäle als Symbol ihrer Würde gewählt. Rot kann nicht nur anregend auf den Betrachter, sondern auch aufreizend wirken, es kann positive und negative Stimmungen erzeugen.

Wenn du Rot zu deiner Lieblingsfarbe erkoren hast, bestätigen dir die Psychologen große Willenskraft und die Fähigkeit, deine Pläne auch in die Tat umzusetzen. Rot ist die Farbe der

Erfolgsmenschen. Wer Rot nicht leiden kann, kommt bei den Psychologen schlecht weg: Er sei ein Drückeberger und Stubenhokker, ihm mangle es an Lebenskraft, und er meide jegliche schwächende Aufregung.

Dunkelbraun

Farben bringen Stimmungen hervor, und mit seiner Grundfarbe kann man die eigene Grundstimmung unterstreichen. So ist Dunkelbraun eine Grundfarbe, die weniger neutral ist als Grau, Dunkelblau oder Rot. Braun ist keine ›Kunstfarbe‹, sie ist die Farbe der Erde, und ebenso wie Grün begegnet sie uns in der Natur am häufigsten. Das für die Grundgarderobe geeignete Dunkelbraun, das sehr nah an Schwarz liegt, erfordert von seiner Trägerin einen ganz sicheren Geschmack für die Auswahl des Zubehörs, für alle Farben und Muster, die mit Braun gehen sollen.

Wem steht Dunkelbraun? Dunkelbraun steht Rothaarigen mit sehr heller Haut, Blondinen mit dunkelbraunen Augen und heller Haut. Es paßt auch zu südländischem Aussehen, wenn der Teint und die Augen sehr dunkel sind. Cremeweiß, Hellbeige, Bananengelb, Orange, Ziegelrot, Tomatenrot, Schilfgrün, Altrosa, Hellblau sind schöne Kombinationsfarben zu Dunkelbraun.

Was sagen die Psychologen zu Dunkelbraun? Braun steht für Begriffe wie Wohlbefinden, Gemütlichkeit, Nestwärme. Wer Braun als Lieblingsfarbe hat, zeigt ein gesteigertes Bedürfnis nach Erholung durch Behaglichkeit und vitale sinnliche Empfindung. Wer Braun gänzlich ablehnt, will kein gemütliches Leben führen. Daß dabei die Freude am Leben zu kurz kommt, nimmt er in Kauf.

Khaki

Khaki ist die klassische Farbe der Tropenbekleidung. Man versteht unter Khaki sogenannte Erdfarben, wie etwa Sandfarben, Schlammfarben, Tonfarben, Olivgrün, Schilfgrün, Kittgrau und alle Brauntöne der Erde. So hat die Khakiuniform in den Tropen eine Tarnfarbe, die der Erde oder dem Grün der Büsche angeglichen ist. Nicht nur für Uniformen und in der Tropenkleidung haben sich die Khakifarben als nützlich erwiesen. Da sie sehr kleidsam sind und sich vielseitig kombinieren lassen, wurden sie auch von den Modeschöpfern entdeckt, insbesondere für die Sommerbekleidung.

Es gibt bestimmte Stoffe, die für Khakifarben ideal sind. Etwa

Popeline, Baumwolle, Baumwolldrillich, Leinen und Seide, also jene Materialien, die für die Tropenbekleidung verwendet werden. Khaki – das ist nicht eine Farbe, es ist eine große Skala von Farben, und man braucht für die Wahl der Grundfarbe etwas Fingerspitzengefühl für den Charakter der Farben und für die Zusammenstellung von unterschiedlichen Materialien und Stoffstrukturen. Auch lassen sich die Khakifarben untereinander gut kombinieren; so paßt etwa zu einer dunkelolivgrünen Hose aus festem Popeline durchaus eine senffarbene Bluse, wenn ihr Schnitt nicht zu verspielt, sondern hemdartig ist und das Material nicht aus zu feinen Stoffen wie etwa Batist besteht.

Wem steht Khaki? Da es eine große Vielzahl von Khakifarben gibt, wirst du dich bei der Auswahl der Farben nach der Farbe deines Teints, des Haares und der Augen richten und vor allem darauf achten, welche Stücke deiner Garderobe sich mit Khaki kombinieren lassen. Blonde mit heller, rosiger Haut, Rothaarige mit Sommersprossen, Dunkelhaarige mit dunkler Haut, sie alle können Khaki tragen, jedoch wird jede von ihnen eine andere Farbe wählen: das blonde Mädchen vielleicht dunkles Olivgrün, die Rothaarige helles Schilfgrün und das dunkelhaarige Mädchen Kittgrau oder Sandfarben. Gut zu Khakifarben passen zarte Pastellfarben, die sehr blaß sein sollten; Naturweiß, Feuerrot, Gelb, Ziegelrot, Elfenbein, Braun sind weitere Kombinationsfarben, die man individuell zu der einzelnen Khakifarbe zusammenstellen muß.

Was sagen die Psychologen zu Khaki? Khakifarben sind Farben füt Intellektuelle und werden von Menschen bevorzugt, die Überschaubarkeit, Ruhe und Muße schätzen. Wer jedoch undefinierbare graubraune Farben trägt, weil er nicht wagt, eindeutige Farben zu nehmen, hat nicht den Mut, sein Ich zu bejahen. Also kein falschverstandenes Khaki, wie etwa die vielen häßlichen ›Beigetöne‹, die sich alle nicht unter echte Khakifarben einreihen lassen.

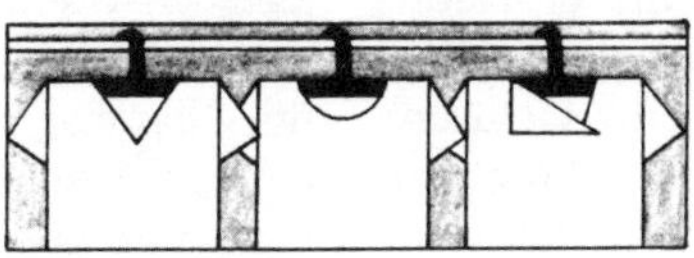

12
Kleine und große Feste

Viele Ideen für Einladungen

Es gibt Leute, die tatsächlich erwarten, regelmäßig bei all ihren Freunden und Bekannten eingeladen zu werden, ohne jemals selbst eine Gegeneinladung zu geben. Lange müssen sie nicht warten, bis man sie von allen Gästelisten gestrichen hat. Ein gerngesehener Gast ist auch immer ein freudiger Gastgeber. Jedem geselligen und kommunikationsfreudigen Menschen ist Gastfreundschaft etwas Selbstverständliches. Nun wirst du vielleicht einwenden, daß du zwar gerne Einladungen geben möchtest, es dir aber an den nötigen finanziellen Mitteln mangelt. Ganz ohne Kosten wirst du zwar keine Einladung veranstalten können, aber du wirst mit sehr wenig Geld und viel Fantasie, mit Fröhlichkeit und guter Laune die nettesten und lustigsten Feste organisieren. Selbst wenn du als Gast in einem Haus warst, das dir mit viel Luxus vollendete Gastlichkeit bot, so erwächst dir daraus nicht die Verpflichtung, die Einladung in ebenso großem Rahmen zu beantworten, wenn du weder über die finanziellen Mittel noch über die Räumlichkeiten verfügst. Niemand, der auch nur ein wenig Verstand, Takt und Herzensbildung hat, wird es dir verübeln, wenn du eine üppige Einladung mit einer kleinen und bescheidenen Einladung bei dir zu Hause beantwortest. Verübeln wird man dir nur, wenn du überhaupt keine Einladung gibst. Bleiben wir also getrost bescheiden und versuchen im Rahmen unserer Möglichkeiten liebenswürdige Gastgeberinnen zu sein. Und außerdem wird dir jeder erfahrene Mensch bestätigen, daß ein zwölfgängiges Menü, Champagner in Strömen und eine Heerschar gutgeschulten Personals noch lange nicht die Garantie für ein gelungenes Fest sind.

Wenn du bei den Eltern deiner Freundin Elisabeth zum Mittagessen eingeladen warst, werden die Eltern nicht von dir erwarten, daß auch du sie nach Hause einlädst. Vielmehr wirst du die Einladung dadurch erwidern, daß du Elisabeth einmal zum Essen zu dir nach Hause mitnimmst. Am nettesten sind solche Einladungen, wenn sie sich spontan und ganz zufällig ergeben. So weißt du zum Beispiel, wie gerne Elisabeth gefüllte Pfannkuchen ißt, und wenn es eines Tages gefüllte Pfannkuchen bei euch gibt, wirst du Elisabeth dazu einladen. Außerdem ist da noch Theo aus der Nachbarschaft, der dich öfters im Auto mit in die Schule nimmt. Theo ißt mit Begeisterung italienische Spezialitäten, und so könntest du dich für seine freundlichen Taxidienste mit einer selbstgemachten Pizza bedanken. Oder du lädst ein paar Freundinnen ganz spontan nach der Schule zu dir ein, weil du einen fabelhaften Kuchen und herrliche Plätzchen gebacken hast. All diese kleinen Einladungen, die sich mehr oder weniger von selbst ergeben, sind für dich vielleicht mit etwas Mühe verbunden. Jedoch bieten sie dir eine gute Gelegenheit, deine Freunde auch außerhalb der Schule zu treffen, Musik zu hören, Karten- oder Würfelspiele zu spielen, zu diskutieren, kurzum, sich gut zu unterhalten und gemütlich beisammenzusitzen. Ich glaube, es versteht sich von allein, daß du deine Gäste selbst bewirtest und nach ihrem Besuch das Zimmer aufräumst und das Geschirr abwäschst. Wenn du das alles deiner Mutter überläßt, wirst du wahrscheinlich bald keine Gäste mehr nach Hause einladen können. Außerdem hattest du auch vor zu lernen, wie man eine gute Gastgeberin wird.

Neben den zahlreichen Möglichkeiten, durch kleinere Einladungen deine Gastfreundschaft zu beweisen, wirst du gelegentlich Grund haben, eine Party zu feiern, etwa zum Geburtstag, zum Schulabschluß oder ganz einfach weil du mehrere Leute gemeinsam zu dir nach Hause einladen möchtest. Für diese Einladungen brauchst du ein gutes Programm, denn alle Anregungen für eine gelungene Party gehen vom Gastgeber aus. Zuerst wirst du mit deinen Eltern besprechen, welche Räumlichkeiten du für die Party benutzen kannst, vielleicht den Garten für eine Grillparty oder den Keller für eine Faschingsfete oder das Wohnzimmer und die Veranda für ein Sommernachtsfest. Ein paar Wochen vor der Einladung wirst du eine Liste zusammenstellen, auf der du notierst, was für die Einladung gebraucht wird. Diese Liste ist wichtig, damit du nichts vergißt und keine Pannen passieren. So etwa könnte die Liste aussehen:

Sommernachtsfest zum 16. Geburtstag

14 Tage vorher
Gästeliste aufstellen
Einladungen verschicken oder telefonisch einladen
Zu- und Absagen notieren
Wie viele Gäste kommen?

Dekorationen
Lampions ausleihen
Papiergirlanden basteln
Auf die Suche nach billigen künstlichen Blumen gehen, für Blumengirlanden und Tischdekorationen

Musik
Schallplatten ausleihen
Stereoanlage kontrollieren
Wer soll den Diskjockey machen?

Acht Tage vorher
Einkaufsliste für Büfett und Getränke zusammenstellen:
Zutaten für Pizza vom Blech
Bunte Spießchen
Salatschüssel
Käse, Brot und Butter
Süße Spießchen
Rote-Grütze-Pudding
Orangensaft
Himbeerlimonade
Selterswasser
Coca-Cola
Milchmixgetränke

Zwei Tage vorher
Alle Zutaten für das Büfett sowie die Getränke besorgen
Feststellen, ob ausreichend Gläser, Teller und Bestecke da sind und eventuell etwas ausleihen

Einen Tag vorher
Zimmer und Veranda dekorieren
Stereoanlage ausprobieren
Den Nachbarn besuchen und freundlich mitteilen, daß es am nächsten Tag ein bißchen laut zugehen wird
Büfettisch aufstellen und dekorieren. Teller, Bestecke und Gläser für die Selbstbedienung auf der rechten Tischseite gut erreichbar aufbauen. Papierservietten nicht vergessen
Bunte Spießchen, Süße Spießchen und Rote-Grütze-Pudding zubereiten und kalt stellen
Für ausreichende Mengen Eiswürfel sorgen
Getränke kalt stellen

Am Festtag
Pizza zubereiten
Fleischbällchen braten
Salatschüssel anrichten
Speisen und Getränke auf dem Büfettisch anrichten

Für den Festtag solltest du dir nicht mehr allzu viele Arbeiten aufheben, damit du am Abend nicht völlig erschöpft bist. Außerdem wird dir sicher deine Freundin oder deine Mutter bei den Vorbereitungen helfen. Du willst ja ansteckende Fröhlichkeit und gute Laune unter deinen Gästen verbreiten, und das wirst du kaum schaffen, wenn du vor Müdigkeit fast umsinkst. Da du dich auch während der Party um deine Gäste kümmern willst, wirst du als geschickte Gastgeberin ein paar echte Stimmungskanonen einladen, die für gute Unterhaltung sorgen. Etwa einen Jungen, der fabelhaft Gitarre spielt, ein Mädchen, das die besten Witze erzählen kann, und einen Schulkameraden, der die unglaublichsten Zauberkunststücke beherrscht. Natürlich wirst du dich schon vor der Party rechtzeitig mit deinen Stimmungsmachern absprechen und sie bitten, ihre Zauberutensilien oder Musikinstrumente mitzubringen.

Haben dir meine Anregungen für dein Geburtstagsbüfett gefallen? Manches davon wirst du auch für ganz kleine Einladungen zubereiten können, etwa Pizza vom Blech, wenn dich ein paar Freunde besuchen, oder Bunte Spießchen zum gemütlichen Treffen im Garten. Hier sind die Rezepte dazu:

Pizza vom Blech

(für 4–6 Personen):

Zutaten:
Für den Teig brauchst du
350 g Vollkornschrotmehl (Type 1700),
30 g Hefe,
1 Teelöffel Zucker,
1½ Tassen lauwarmes Wasser,
60 g Olivenöl (¾ Tasse),
1 Teelöffel Salz.
Für die Sauce:
1 mittelgroße Dose geschälte Tomaten (ca. 200 g),
100 g Tomatenmark,
1 Teelöffel Oregano,
1 Eßlöffel feingehackte Zwiebel,
etwas Olivenöl,
1 Teelöffel Salz,
1 Teelöffer Zucker.
Für den Belag:
500 g gekochten Schinken,
500 g Champignons (aus der Dose),
300 g Schmelzkäse (Scheibletten),
4 Sardellenfilets,
3 Eßlöffel halbierte schwarze Oliven.
Zum Bestreuen Parmesan und Olivenöl.

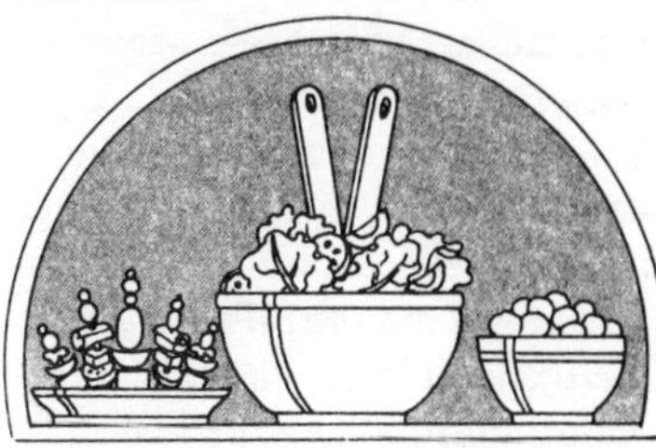

Zubereitung:
Für den Teig in einer Viertel Tasse des lauwarmen Wassers die Hefe mit dem Zucker bedeckt in Ofennähe zum Gehen ansetzen. (Damit die Hefe in Wasser aufgeht, ist eine Temperatur zwischen 42 und 46 Grad ideal.) Das Mehl in eine Rührschüssel geben, in der Mitte eine Mulde formen, die Hefemischung, Salz, Olivenöl und den Rest des lauwarmen Wassers hineingeben und alles gründlich vermengen. Dann den Teig tüchtig durchkneten, und zwar zirka zehn Minuten, damit der Teig schön glatt, glänzend und elastisch wird. Die Teigmenge reicht für die Normgröße eines Elektroherd-Backblechs. Das Backblech nicht buttern, sondern mit Vollkornschrotmehl bestäuben. Auf dem bemehlten Blech den Teig dünn ausrollen oder ausziehen, mit einem Küchenhandtuch bedecken und in Ofennähe gehen lassen. Während du die Sauce für den Belag zubereitest, den Backofen auf 260 Grad vorheizen.

Für die Sauce in einem Kochtopf die feingehackte Zwiebel in etwas Olivenöl bräunen, die geschälten Tomaten mitsamt dem Saft, Oregano, Salz und Zucker zugeben. Alles so lange kochen lassen, bis sich der Tomatensaft weitgehend eingekocht hat. Etwas abkühlen lassen.

Nun den Teig mit der Tomatensauce gleichmäßig einstreichen, mit dem kleingeschnittenen Schmelzkäse bestreuen, dann den in Streifen geschnittenen Schinken, die halbierten Champignons, die kleingehackten Sardellenfilets und die halbierten schwarzen Oliven darüberstreuen. Abschließend mit geriebenem Parmesan bestreuen und mit etwas Olivenöl beträufeln. Die Pizza in den vorgeheizten Ofen schieben und backen, bis die Teigränder goldbraun sind.

Bunte Spießchen

Für diese Bunten Spießchen brauchst du Zahnstocher aus Holz oder Cocktailspießchen. Die Spießchen kannst du mit vielen Zutaten bestecken und schön appetitlich auf einer Servierplatte anrichten. Hier sind ein paar Ideen:

1 Würfel Butterkäse, 1 Stückchen Apfel, 1 Dattel, 1 Rosine.

1 Scheibchen grüne Paprikaschote, 1 Würfel Edamer Käse, 1 Scheibe Gewürzgurke, 1 Silberzwiebel.

1 Würfel Salatgurke, 1 Würfel Emmentaler Käse, 1 gerolltes Stückchen Schinken, 1 Olive.

1 Stückchen Ananas, 1 Walnuß, 1 Würfel Edamer, 1 gerollte Scheibe Salami, 1 schwarze Olive.

1 Würfel Emmentaler, 1 enthäutetes Mandarinenfilet, 1 Walnuß, 1 Rosine.
1 dünne Scheibe Karotte, 1 Scheibe Gewürzgurke, 1 Silberzwiebel, 1 Olive.

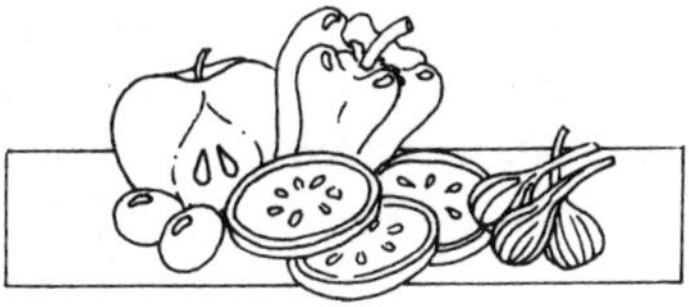

Süße Spießchen

Wie die Bunten Spießchen werden auch die Süßen Spießchen auf Zahnstocher oder Cocktailspießchen aus Holz aufgesteckt. Deiner Fantasie sind bei der Auswahl der süßen Zutaten keine Grenzen gesetzt. Hier einige Vorschläge:
½ Feige, 1 Weintraube, 1 Rosine.
1 Stückchen Schokolade, 1 getrocknete Pflaume, 1 Walnuß.
1 Stückchen weiße Schokolade, 1 kandierte Belegfrucht, 1 Walnuß.
1 Stückchen Orangenfruchtfleisch, ½ Dattel, 1 Weintraube, 1 Walnuß.
½ getrocknete Aprikose, 1 Praline, 1 Walnuß, 1 Rosine.
1 Stückchen Honigmelone, 1 Walnuß, 1 Dattel.
1 weiches Karamelbonbon, 1 Cocktailkirsche, 1 Walnuß.

Rote-Grütze-Pudding

(für 4–6 Personen):

Zutaten:
1 l naturreiner roter Obstsaft, entweder von roten Johannisbeeren, Erdbeeren, Himbeeren oder Kirschen,
ca. 150 g Zucker (je nach Süße des Obstsaftes),
12 Blatt rote Blattgelatine,
700 g frische Beeren oder entsteinte Kirschen, wobei eine Mischung aus zwei oder mehreren Beerensorten und Kirschen den Geschmack verbessert,
¼ l süße Sahne.

Zubereitung:
Die Blattgelatine in kaltem Wasser nach Vorschrift quellen lassen. Obstsaft erhitzen und die abgetropfte Gelatine darin lösen. Zucker und die gründlich gewaschenen Früchte zugeben und kurz aufkochen lassen. Eine dekorative Glasschüssel kalt ausspülen, die Grütze hineingeben und über Nacht kalt stellen. Mit süßer Sahne servieren.

Milchmixgetränke

Bananenmilch

Zutaten:
¼ l Milch,
½ Banane,
1 Kaffeelöffel Sojamilchpulver.

Zubereitung:
Alle Zutaten in den Mixer geben und auf höchster Stufe vermischen. Ist auch warm gut!

Erdbeermilch

Zutaten:
¼ l Milch,
100 g Erdbeeren,
1 Kaffeelöffel Honig,
½ Päckchen Vanillezucker.

Zubereitung:
Die Erdbeeren sehr gründlich waschen, putzen und abtropfen lassen. Alle Zutaten mit Mixer pürieren. Gibt ein tolles Rosa!

Himbeermilch

Zutaten:
2 Eßlöffel Himbeerkonfitüre,
¼ l Milch,
1 Kaffeelöffel süße Sahne,
1 Kaffeelöffel geriebene Schokolade.

Zubereitung:
Die Himbeerkonfitüre mit der Milch im Mixer vermischen. Ins Glas abfüllen, den Kaffeelöffel Sahne daraufgeben und mit geriebener Schokolade bestreuen. Raffinierte stecken eine frische Himbeere an den Rand des Glases!

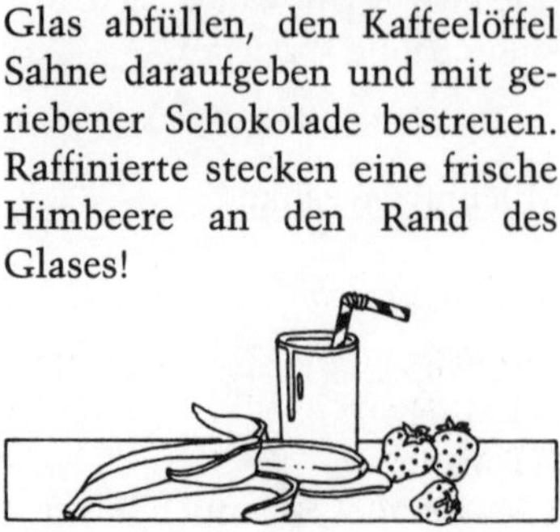

Mandelmilch

Zutaten:
¼ l Milch,
1 knapper Eßlöffel Honig,
1 Eßlöffel Mandelmus,
1 Eßlöffel süße Sahne.

Zubereitung:
Mandelmus bekommst du im Reformhaus. Alle Zutaten in den Mixer geben und gründlich mischen. Schmeckt jedem gut!

Teatime

Niemand etwartet, daß du dich als Gastgeberin für den Teenachmittag auf den Kopf stellst, um deine Gäste mit ausgefallenen Leckereien zu verwöhnen. Du wirst deinen Gästen mit dem Tee nur ein paar Kleinigkeiten anbieten. Zum Adventtee in der Vorweihnachtszeit wird es selbstgemachte Plätzchen, Lebkuchen und Nüsse geben; zum Tee im Garten vielleicht einen hausgemachten Obstkuchen mit frischen Gartenbeeren; in der Faschingszeit Krapfen. Und wenn du mit der Tee-Einladung eine kleine Feier verbindest, etwa zum Geburtstag, dann wirst du vielleicht eine hausgemachte Geburtstagstorte anbieten. Wer wenig Zeit für die Vorbereitungen hat, wird Toastbrot mit Butter und Konfitüre oder eine schnell zu bereitende Süßspeise auf den Tisch stellen. Wenn Jungen an eurer Teeparty teilnehmen, gibt es außer Süßigkeiten auch Wurst, Käse, Zwiebelringe, Oliven, Senfgurken, gesalzene Butter und Stangenweißbrot.

Aber das wichtigste von allem ist der Tee. Bei dir wird es sicherlich keinen Beuteltee geben, sondern Tee von Teeblättern. Diesen einzigen Luxus solltest du dir leisten, denn du willst deinen Freunden kein nach Papier schmeckendes heißes Wasser anbieten. Außerdem wirst du gewiß keine geschmacklich minderwertigen Teemischungen kaufen, nämlich die jetzt in Mode gekommenen mit allerlei synthetischen Parfümdüften versehenen Teeblätter wie etwa Erdbeer- oder Himbeerduft. Wenn du Kräutertee trinken willst, solltest du in der Kräuterhandlung Erdbeerblätter kaufen und daraus Tee machen.

Man sagt, Tee ist das Getränk der Weisen und Kaffee das Getränk der Toren. Ganz unrichtig ist diese Feststellung nicht, denn es ist medizinisch erwiesen, daß das Teetrinken zum Nachdenken stimuliert, während Kaffee durch seine gefäßerweiternde Wirkung zu hektischer Euphorie animiert. Das Tein des Tees entspricht als Alkaloid dem Koffein. Im Kaffee wirkt es über Herz und Kreislauf, im Tee dagegen auf das Nervensystem und das Gehirn. Darum fehlt dem Tee die aufputschende Wirkung. Er regt an, aber nicht auf. Seine belebende Wirkung setzt später ein als beim Kaffee, hält aber länger an. Damit du dich beim Einkauf des Tees zurechtfindest, möchte ich dir die wichtigsten Teesorten nennen. Aus Indien, Ceylon und China kommen die kostbaren Teeblätter, und die großen Teeimporteure kaufen die Teeblätter auf Auktionen, die wöchentlich in Kalkutta, Colombo, Cochin und in der Mincing Lane in London stattfinden. In der Fachsprache nennt man kunstvolle Teemischungen ›blended‹, und diese Bezeichnung findest du heute praktisch auf der Verpackung aller aus Indien oder China importierten Teearten.

Assamtee
kräftig, würzig im Geschmack, Farbe tiefbraun

Ceylontee
herb und stark aromatisch

Dust
wörtlich ›Staub‹; als ›tea-dust‹ bezeichnet man die bei Pflükkung in den Säcken abfallenden Teestaubreste, die zu Teebeuteln verarbeitet werden

Earl Grey
Handelsmarke eines schwarzen Tees, der durch Besprühen der Blätter mit Bergamottöl stark parfümiert wurde

Formosatee
unfermentierter grüner Tee aus Formosa

Fruit Tea
Fruchttee. Schwarze Teeblätter sind mit getrockneten Früchten vermischt, etwa mit Apfel oder Birne

Jasmintee
chinesischer zart duftender Tee. Schwarze Teeblätter werden nach dem Trocknen mit Jasminblüten versetzt

Javatee
sehr kräftig und würzig im Geschmack, tiefbraun in der Farbe

Keemun
stammt aus China, ein sehr milder schwarzer Tee

Orange Pekoe
Orange hat nicht mit Orangen zu tun. Hergeleitet von dem holländischen Königshaus Oranien, bedeutet orange ›königlich‹. Pekoe ist chinesisch, bedeutet ›weißer Flaum‹ und bezeichnet die jungen, noch zart behaarten Teeblätter. Ein milder, aromatischer Tee von heller Farbe

Der chinesische Kaiser Hui-Tsung (1125 bis 1101 v. Chr.) meinte einmal: »Drei Dinge auf dieser Welt sind höchst bedauernswert: Das Verderben der Jugend durch falsche Erziehung, das Schänden bester Bilder durch gemeines Angaffen und die Verschwendung besten Tees durch unsachgemäße Behandlung.« Wenn du schon gute Teeblätter gekauft hast, dann möchtest du sie sicher auf die beste Art zubereiten. Zunächst brauchst du eine Teekanne. Chinesische Tonkannen sind nicht teuer, und sie haben den Vorteil, daß sie die Hitze länger speichern als beispielsweise Porzellan oder Silber. Diese Teekannen gibt es auch mit einem Einsatz, wodurch sich die Verwendung eines Teesiebs am Tisch erübrigt. Niemals wird die Teekanne mit Spülmitteln ausgeputzt, sondern nur mit heißem Wasser ausgeschwenkt. Im Laufe der Jahre setzt sich nämlich in der Kanne eine kostbare Teepatina an, die den Geschmack des Tees verbessert.

Tee soll in einer heißen Kanne bereitet werden, deshalb wirst du zuerst die Teekanne mit heißem Teewasser randvoll füllen, um sie zu erwärmen. Nun gießt du das heiße Wasser ab und gibst die Teeblätter in die Kanne, nach der alten englischen Regel: »ein gestrichener Teelöffel pro Person und einen Teelöffel für die Kanne.« Sobald die Teeblätter in der warmen Kanne liegen, gießt du sie nicht randvoll mit kochendheißem Wasser auf. Der erste Aufguß soll etwa ein Drittel der Teekanne füllen. Dann wird die Kanne bedeckt, und nachdem der erste Aufguß fünf Minuten gezogen hat, gibt man den Rest des kochendheißen Wassers hinzu, bis die Kanne voll ist. Die Teekanne wird am Tisch ständig mit so viel heißem Wasser aufgegossen, wie Tee entnommen wurde. Wenn man eine Teekanne mit herausnehmbarem Einsatz verwendet, wird der Einsatz mit den Teeblättern nach dem zweiten Aufguß entfernt. Es empfiehlt sich, die Teekanne auf einem Rechaud warm zu halten.

Eine andere Art der Teezubereitung besteht darin, den Tee nach dem zweiten Aufguß in eine vorgewärmte Teekanne abzuseihen. Hierbei werden alle Teeblätter entfernt, womit man verhindert, daß der Tee bitter wird, denn ausgelaugte Teeblätter nehmen leicht einen bitteren Geschmack an. Eine schlechte Erfindung ist übrigens das sogenannte Tee-Ei, in welches die Blätter so sehr hineingequetscht werden, daß sie ihr Aroma im heißen Wasser nicht entfalten können.

Kondensmilch verdirbt jeden Teegeschmack. Wenn man den Tee gerne auf englische Art mit Milch trinkt, eignet sich am besten Vollmilch. Zum Süßen kann Kandiszucker, Honig oder Fruchtzucker verwendet werden. Zitrone, Rum und Arrak passen nicht zu jeder Teesorte. Man verwendet sie nur für Ceylon- oder Javatee.

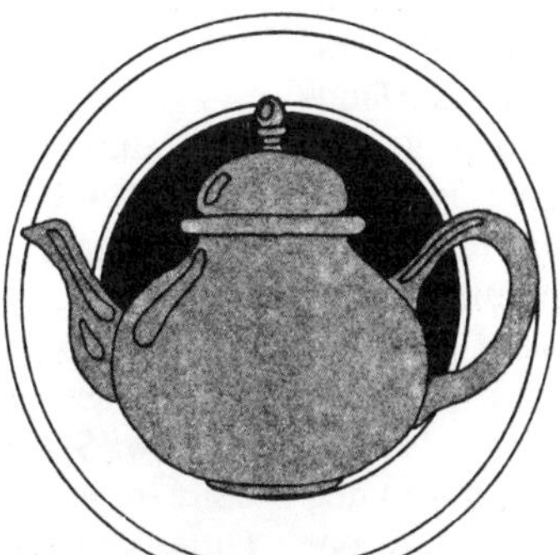

13
Accessoires zum Selbermachen

Viele Ideen mit Accessoires

Accessoires, das heißt Zubehör oder Beiwerk. Ein recht sachlicher Ausdruck für die vielen hübschen Dinge, mit deren Hilfe unsere Kleidungsstücke erst Chic bekommen. Auch Handtaschen, Schuhe, Gürtel und Schmuck bezeichnet man als Accessoires, aber in diesem Kapitel geht es weniger um Sachen, die man fertig kaufen kann. Es handelt vielmehr von Kreativität und Fantasie für das kleine Extra-Zubehör, mit dem du den Stil deiner Kleidungsstücke unterstreichen oder verändern kannst. Es ist eine bunte Welt von Bändern, Borten, Kordeln, Tressen, Blumen, Stoffresten, Schleifen, Perlen, Anstecknadeln, Spitzen, Federn, Knöpfen, und in dieser Welt bist du die Schöpferin von Ideen. Mit viel Fantasie und wenig Geld kannst du dich ans Werk machen. Das Spiel mit den Verwandlungskünsten macht Spaß, und vielleicht hast du ein paar Freundinnen, mit denen du gemeinsam neue pfiffige Ideen entwickeln kannst.

Vielleicht legst du dir eine Sammlung von vielversprechenden Objekten an, die alle irgendwann einmal für irgend etwas zu gebrauchen sind. Stoffreste aus Filz, Leinen, Seide, Leder, schöne Knöpfe, Wollreste in allen Farben, Stickgarn, Reste von Spitzen, Litzen, Bänder, Omas Hutfeder und Opas Querbinder, Glitzersteine, Glasperlen, Häkelgarn, Stoffblumen, Stick- und Strickvorlagen aus Zeitschriften, alte Gürtelschließen, Lurexfäden, Satinbändchen, Stickrahmen, Schnittmuster, Stoffarben, Spitzentaschentücher, Haarspangen und und und...

Verziert mit Bändern

Samtbänder

In Handarbeitsgeschäften und in den Kurzwarenabteilungen der Kaufhäuser gibt es eine große Anzahl von schönen Samtbändern in vielen Farben, mit denen man Kleidungsstücke dekorieren kann. Da sind die schnürsenkelschmalen Samtbändchen aus Baumwollsamt, die man sich vom laufenden Meter abschneiden läßt. Ein Meter Länge genügt, um damit eine hübsche Schleife unter dem Blusenkragen zu binden.

Auch zwei oder drei der schmalen Samtbändchen in verschiedenen Farben kann man unter dem Blusenkragen durchziehen und auf dem geschlossenen obersten Knopf der Bluse zu einer Schleife oder zu einem Knoten binden.

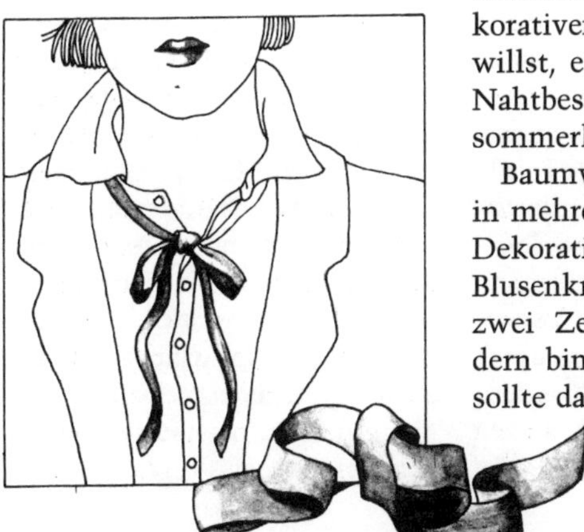

Viele Verwendungsmöglichkeiten gibt es für die schmalen Samtbändchen. Wenn du eine eher langweilige Häkelmütze aufpolieren willst, ziehst du eines oder mehrere Bänder durch die Maschen oberhalb der Krempe und bindest sie zu einer kleinen Schleife; mit diesem farbigen ›Hutband‹ wird die Mütze gleich etwas lustiger aussehen.

Diese schmalen Bändchen kannst du auch durch die Lochmuster von Baumwollspitze ziehen und die so garnierte Spitze weiterverwenden. Etwa als Kragen, der mit ein paar Druckknöpfen unter dem Pullover oder der Strickjacke mit rundem Ausschnitt befestigt wird. Als Borte kannst du das dekorierte Spitzenband auf einen weiten Sommerrock nähen oder auf eine Weste. Ein bißchen geschickt mußt du schon auf der Maschine nähen können, wenn du die schmalen Samtbändchen als dekorativen Abschluß verwenden willst, etwa am Rocksaum, als Nahtbesatz, auf Westen oder sommerlichen Stofftaschen.

Baumwollsamtbänder gibt es in mehreren Breiten zu kaufen. Dekorative Schleifen unter dem Blusenkragen kann man mit zwei Zentimeter breiten Bändern binden, ein Meter dreißig sollte das Band lang sein, damit die Schleife großzügig wirkt. Vom Hutband bis zum Besatz, von der Haarschleife bis zum Gürtel läßt sich das Band verwenden. Am besten wählst du die Samtbänder in Farben, die gut zu deinen Grundgarderobefarben passen. Etwa Auberginerot zu Dunkelblau, Schwarz zu Rot, Rosa zu Hellgrau, Gelb zu Braun.

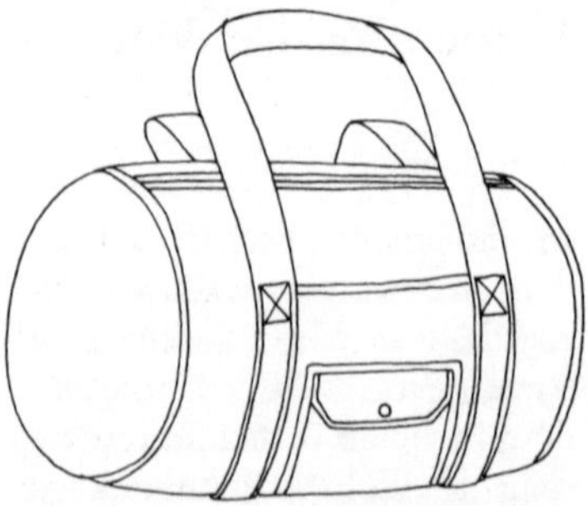

Baumwollbänder

Handarbeitsgeschäfte sind wahre Fundgruben für Leute mit Fantasie, und das Spielfeld für die Verwendung von schönen Baumwollbändern ist nahezu unerschöpflich. Da gibt es Baumwollbänder, die wie fein gestrickt oder gehäkelt aussehen, man bekommt sie in allen schönen Farben. Wer gerne Krawatten oder Fliegen trägt, sollte sich solche flachen Bortenbänder besorgen oder selber strikken. Für eine Krawatte brauchst du ein Band mit drei Zentimetern Breite und einem Meter vierzig Länge. Das weiche Baumwollband läßt sich auch ganz einfach besticken, und zwar mit Mustern deiner Fantasie, mit glitzernden Pailletten oder mit Glasperlen, mit deinem Monogramm, mit Blumen, mit glänzenden Lurexfäden und Seidenstickgarn. Mit solch üppig bestickten Baumwollbändern kannst du eine Weste besetzen oder einen Rocksaum, eine Tasche oder eine Mütze, du kannst das geschmückte Band mit einer Gürtelschließe versehen und einen schönen Gürtel für einfarbige Kleider, für Jeans oder Flanellhosen daraus machen. Du kannst es als Stirnband tragen oder einfach nur als Schleife gebunden um den Hals.

Es gibt eine unendliche Auswahl von Baumwollbändern in den verschiedensten Webarten und Strukturen. Einfarbig, gestreift, mit eingewebten oder aufgestickten folkloristischen Motiven, mit Kreuzstich oder mit durchgezogenem Goldfaden. Manche Baumwollbänder sind locker und weich fallend, andere, aus gezwirnter Baumwolle etwa, sind fest und ein wenig starr in ihrer Struktur. Welches Band du nimmst, hängt also ganz davon ab, wie es weiterverarbeitet werden soll. So bevorzugt man weiche Bänder zum Besetzen von ebenso weichen Stoffen, beispielsweise als Saumbesatz, als Verzierung für folkloristische Kleider, Röcke und Westen. Feste Baumwollbänder eignen sich gut als Gürtel, als Zierband auf Leder, als Griffe für selbstgemachte Badetaschen und Netze, als Nahtbesatz auf festem Tweed und mehrfach um die Taille geschlungen als loser Bindegürtel für Kimonos oder in der Art von Kimonos geschnittene Überwürfe, Bademäntel und Kleider.

Bänder aus Satin, Rips und Taft

Hier sind wir in der Abteilung der Kostbarkeiten gelandet, und trotzdem kosten sie nur wenig Geld, die attraktiven Bänder aus glänzendem Baumwollsatin, aus mattschimmerndem Rips und knisterndem Taft. Und was man alles damit machen kann! Aus den gänzenden Satinbändern lassen sich für die Rüschenbluse schöne Schleifen und Fliegen binden, schmale oder breite. Ripsbänder oder Satinbänder sehen hübsch als Haarbänder aus, für den Mozartkopf oder bestickt als Stirnband. Ein besticktes, enganliegendes Band kann man um den Hals legen und im Nakken mit Haken und Öse verschließen. Auf diese Weise kannst du auch einen glitzernden Abendgürtel fertigen und ihn mit Glasperlen, mit Straß oder gestanzten Satinblumen besetzen. Ripsbänder sind auch als Hutband gut zu gebrauchen, und jedes einfache Hütchen mit Krempe läßt sich damit verschönern. Das schmale Ripsband gibt dem einfachen weißen Sommerkleid Pfiff, zum Beispiel als Spaghettiträger und zum Verzieren von Säumen, Passen und Nähten. Das schlichte Bolero aus Baumwollstoff läßt sich mit Ripsbändern, mit Stickerei, mit Glasperlen und Pailletten zum Schmuckstück herrichten.

Einfarbig, kariert und gestreift gibt es die Taftbänder in verschiedenen Breiten. Sehr vielseitig ist das acht Zentimeter breite Taftband zu verwenden. Mit einem Faden eingereiht oder gezogen gibt das Taftband eine lustige Rüsche am Unterrock, wenn er unter dem Rocksaum herausschauen soll. Auch gerüschte Krägen und Manschetten lassen sich aus Taftband herstellen, und es sieht entzückend aus, wenn ein wenig Taftrüsche un-

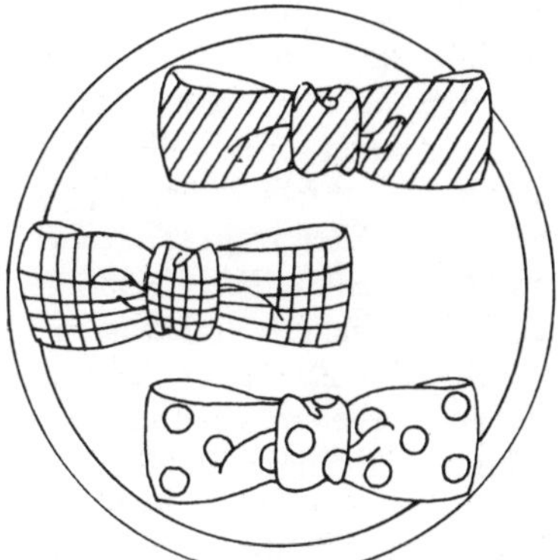

ter einer Weste aus Baumwolle oder Cordsamt hervorlugt. Ein taschentuchgroßes Stück Taftband, umsäumt mit ein wenig weißer Baumwollspitze, gibt ein hübsches Einstecktuch für die Brusttasche von Blazern und Jakken. Ein schmaler Taftstreifen im Karomuster sieht lustig am sommerlichen Strohhut aus, vor allem dann, wenn das Muster sich noch einmal wiederholt, in einer kleinen Rüsche am Saum, am Ärmel oder am Ausschnitt des Kleides.

Tressen, Litzen, Borten und Kordeln

Litzen und Tressen nennt man die schmalen, flachgeflochtenen Zierbänder aus Kunstseide, Seide oder Baumwolle, und als Kordeln bezeichnet man jede Art von rundgeflochtenen Schnüren. Borten sind dichtgewebte Bänder aus Spinnstoffen aller Art mit oder ohne Musterung, einfarbig oder mehrfarbig, auch mit Stickerei oder folkloristischen Motiven verziert. Üppig verzierte Borten trug man früher an Trachtenkleidern, Hauben, Umschlagtüchern und Westen.

All diese Zierbänder gibt es in Handarbeitsgeschäften und Kaufhäusern vom laufenden Meter in vielen Farben, matt und schimmernd, gold- und silberglänzend, im Zickzackmuster oder mit kleinen Noppen, Fransen, Zierschlaufen und winzigen Rosetten. Die Auswahl an hübschen Zierbändern ist beinahe verwirrend groß, und wenn du ein Kleidungsstück verzieren willst, dann solltest du es mitnehmen und im Geschäft die verschiedenen Möglichkeiten für die Garnierung ausprobieren.

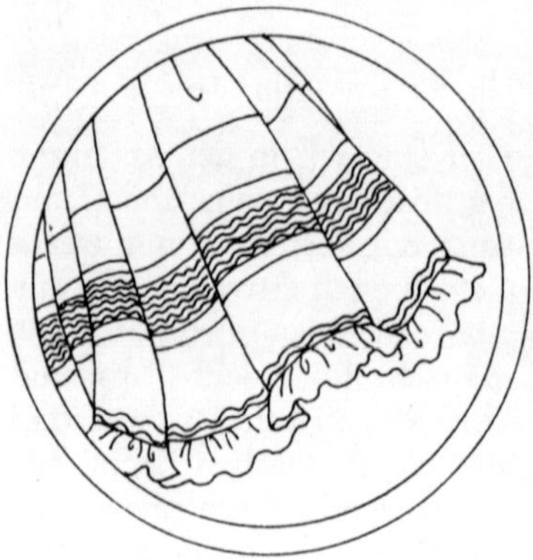

Der eigentliche Trick mit den Zierbändern besteht darin, einfachen Kleidungsstücken durch die stilistisch passende Verzierung Charakter zu geben. Ich möchte das an einem Beispiel erklären. Es ist ganz einfach, auf der Nähmaschine einen weiten Sommerrock aus buntem Blümchenstoff zu nähen oder einen weißen Baumwollrock mit Rüschen. Der Rock sieht hübsch aus, aber es fehlt ihm noch ein bißchen Pfiff. Nun könnte man an den Rocksaum eine kleine Zickzacklitze nähen oder eine breite, gemusterte Borte mit folkloristischen Motiven oder eine schmale Goldtresse. Jede Art von Besatz verleiht dem Rock einen anderen Stil. Aber um herauszufinden, was der ideale Stil für den Rock ist, muß man im Geschäft die Muster ansehen und angreifen. So leicht oder fest wie der Stoff des Rockes sollte auch der Besatz sein. Eine schwere Goldborte würde an einem dünnen Baumwollstoff wie ein Gewicht hängen. Der Besatz soll nicht den Fall des Stoffs behindern.

Aus dem gleichen Sommerstoff wie für den Rock könnte man sich noch eine einfache, ärmellose Weste nähen und sie an den Rändern mit dem gleichen Zierband wie am Rock besetzen. Nähst du dir die ärmellose Weste aus Filz oder aus Velour oder Cordsamt, dann darf das Zierband stärker und fester in der Webart sein. Es kommt also darauf an, den Charakter von Kleidungsstücken richtig einzuschätzen, um die passende Verzierung herauszufinden.

Nicht alle Zierbänder sind waschmaschinenfest. So passen die kochfesten Zierbänder gut auf Kleidungsstücke und Dinge, die oft gewaschen werden. Auf Schürzen, Baumwollbademäntel, Nachthemden, Taschentü-

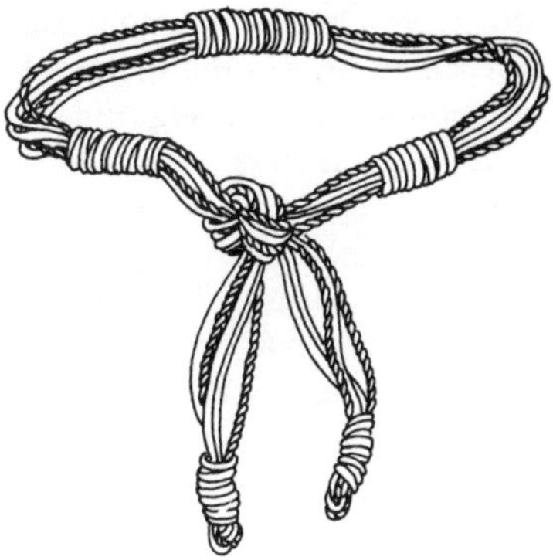

cher, auf Säume, Ärmel und Krägen von leichten Sommerkleidern und Strandkleidern. Empfindliche Zierbänder kann man auf Stofftaschen und Stoffgürtel nähen: Ein Band mit Fransen als Umrandung eines Kopftuchs oder Umschlagtuchs; Zierbänder als Nahtbesatz von Rüschenröcken, auf Einstecktücher, auf Westen und Winterröcke aus Wollstoffen, als Hutband oder Manschettenbesatz.

Auch mit den Kordeln kannst du viel anfangen. Die einfach gedrehte oder geflochtene Wollkordel, zur Schleife gebunden, paßt zu Pullis und Strickjacken. Man kann sie noch mit dicken Wolltroddeln an beiden Enden verzieren. Auch als mehrfach um die Taille geschlungene Gürtel sehen die Kordeln hübsch aus. So kannst du mehrere Farben von Kordeln und Schnüren und auch Goldschnüre miteinander verflechten und das Endstück als Quaste baumeln lassen. Dann passen die mehrfach geschlungenen Kordelgürtel zu weit geschnittenen Sommerkleidern, Hängern, Kimonos, Kimonobademänteln und Strandkleidern, zu Russenkitteln und Überwürfen nach dem Stil der arabischen und indischen Gewänder.

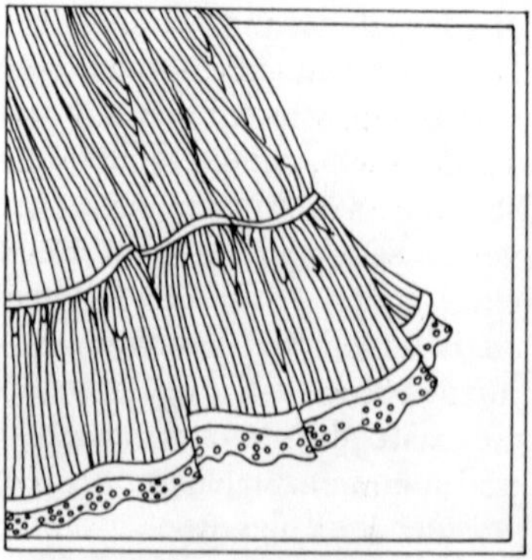

Spielerei mit Spitzen

Ein Glück, daß wir nicht mehr in einer Zeit leben, wo der Erwerb von handgearbeiteter Spitze unerschwinglich teuer und das Tragen der kostbaren, spitzenbesetzten Kleidungsstücke nur wenigen Auserwählten möglich war. Wer gerne handarbeitet, kann sich Spitze nach alten Vorlagen selbst machen, beispielsweise Klöppelspitze, Web- oder Häkelspitze. Wem die Fingerfertigkeit dazu fehlt und vielleicht auch ein Lehrmeister, der findet für wenig Geld schöne, maschinell hergestellte Spitze, die sich vielseitig verwenden läßt.

Da gibt es die Baumwollspitze mit Kante vom laufenden Meter. Schmal oder breit, mit hübschen Lochmustern und Verzierungen. Die Stoffkante muß man umbiegen und die Enden säumen, und schon hat man einen attraktiven Kragen. Unter dem runden Pulloverkragen läßt er sich mit Druckknöpfen befestigen, auch unter der Strickjacke mit rundem Ausschnitt. Ein wenig gerüscht ergibt er einen lustigen Kragen für Kleider. Auch als Rüschenbesatz für Sommerröcke, für Unterröcke, Blusen, Nachthemden und Einstecktücher kann man die Baumwollspitze mit Kante gebrauchen.

In vielen Mustern und Breiten findest du außerdem maschinell hergestellte Web- und Klöppelspitze vom laufenden Meter. Diese Spitzenbänder werden beidseitig flach aufgenäht, sie passen gut als Borte auf den Sommerrock, auf Westen, auf Manschetten, als Abschlußstreifen für Ausschnitte, Ärmel und Säume, auf Nachthemden, Unterröcke, Morgenröcke, auf Passen und Biesen.

Bei der Suche nach alten Spitzen findest du vielleicht im Kleiderschrank von Oma alte

Spitzenvorhänge, Tischdecken oder Spitzentaschentücher und Deckchen, die nicht mehr gebraucht werden. Hier gibt es ein reiches Betätigungsfeld für Leute mit Fingerfertigkeit und Fantasie. Aus zwei Spitzentaschentüchern kann man einen hübschen Kragen machen, aus Teilen von Spitze Schulterpassen für Sommerkleider und Blusen, Ärmel oder aufgesetzte Taschen, ein Spitzenbolero fürs Sommerkleid aus weißer Baumwolle, Spitzenkragen und Manschetten für eine Batistbluse, Spitzenkragen mit aufgenähten Samtbändchen zum Binden, Einstecktücher aus Spitze oder ein Rüschenjabot für die weiße Bluse.

Tücher aus Stoffresten

Wer selber näht, wird einen großen Vorrat von Stoffresten haben, aus denen man sich passend zu jedem Kleidungsstück ein kleines Tuch, einen schmalen Schal, ein Einstecktuch für die Brusttasche oder ein Kopftuch nähen kann. Du mußt aber nicht einmal eine Nähmaschine besitzen, um hübsche Tücher zu machen, denn handgesäumt sehen diese Tücher ohnehin schöner aus. Rolliert nennt man in der Schneidersprache das gerollte Säumchen, mit dem alle teuren Seidentücher von Hand eingefaßt werden. Aber wer keine Geduld hat, den fein aufgerollten Saum mit kleinen Stichen zu säumen, kann auf seinen Fundus von Zierbändern zurückgreifen und die Ränder von Tüchern und Schals mit einem Zierband säumen.

Für wenig Geld bekommst du in Stoffgeschäften kleine Streifen und Reste von Seide, Baumwolle, Schottenkaro oder Batist, und mit diesen Resten kannst du dir ein richtiges Sortiment von hübschen Tüchern anlegen. Damit du einen Anhaltspunkt hast, wie groß ein Stück Stoff für welches Tuch sein soll, habe ich hier einige Muster zusammengestellt. Die Formate sind ohne Saumzugabe angegeben.

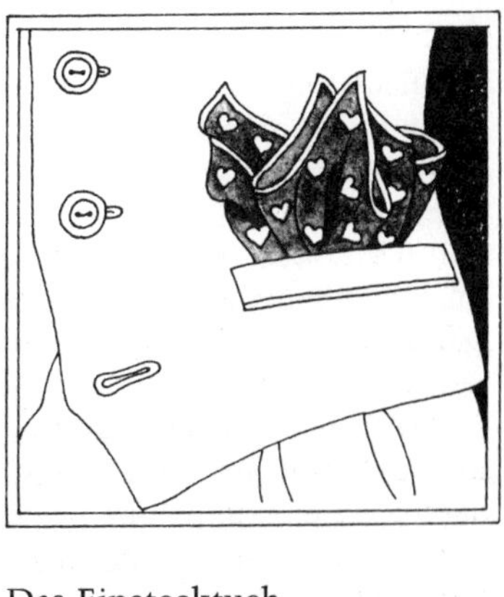

Das Einstecktuch

Format: 27 cm × 27 cm

Das Einstecktuch ist nicht viel größer als ein Taschentuch. Aus

Seide oder Batist paßt es gut in die Brusttasche von Blazern, Strickjacken, Kostümjacken und Westen. Auch ein spitzenbesetzes Taschentuch kann diesen Zweck erfüllen. Man kann es auf verschiedene Weise falten, damit es hübsch aus der Brusttasche herausspitzt: einmal zusammengelegt wie ein Taschentuch oder quergefaltet wie eine Serviette. Wenn das Tuch aus der Brusttasche herausquellen soll, was bei spitzenbesetzten Tüchern hübsch aussieht, dann nimmt man es in der Mitte, schüttelt es locker und steckt es nicht zu tief in die Tasche, damit es einen lässigen Fall bekommt.

<u>Kleines quadratisches Halstuch</u>

Format: 47 cm × 47 cm

Es reicht gerade um den Hals und wird an den Enden zu einem kleinen Knoten gebunden. Wenn man den Knoten im Nakken trägt, bedeckt das kleine quadratische Halstuch spitzwinkelig den Ausschnitt einer geöffneten Bluse. Es ist ein praktisches kleines Tuch, ein Farbtupfer unter Pullovern und Strickjacken. Aus gemusterter Seide, aus Baumwolle oder Voile ist das Tuch leicht selbst machbar. Da man aber bei diesem kleinen Tuch viel Saum sieht, wäre es schön, wenn er handrolliert wäre.

<u>Größeres quadratisches Halstuch</u>

Format: 65 cm × 65 cm

Dies ist ein sehr vielseitiges Halstuch mit idealem Format. Aus möglichst weich fallendem Stoff sollte man sich das Tüchlein nähen, Seidenvoile oder feine Baumwolle sind ideal. Das Tuch kann gepunktet, kariert oder gestreift sein, es muß nur zur Farbe der übrigen Kleidungsstücke passen. Unter dem Blusenkragen kann man das Tuch wie eine Krawatte knoten, man kann es einfach nur binden und unter der Bluse tragen, als gebundenes Halstuch unter Blazern, Strickjacken und Pullis, auch auf Pullovern und Jacken sieht es schön aus.

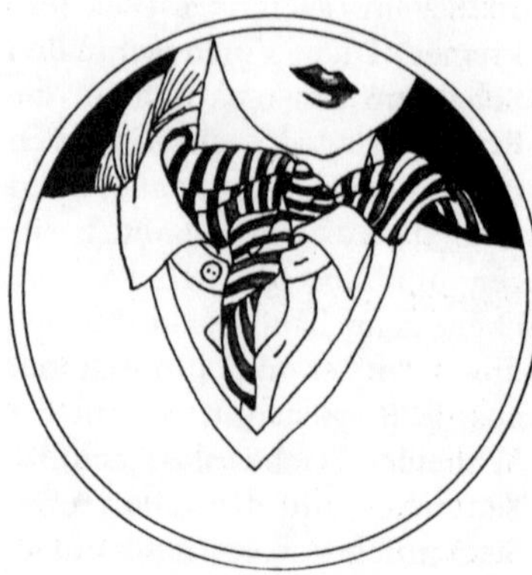

Der Längsschal

Format: 1,40 m × 14 cm

Er gehört zu den Klassikern unter den Schals, und trotzdem gibt es immer wieder neue Muster und neue Ideen, ihn zu tragen. Aus indischer Seide oder im Krawattenmuster, einfarbig und an den Enden mit Fransen verziert, als Krawatte oder als Schleife gebunden. Aus Wollstoff im Schottenkaro, in Glencheck- oder Hahnentrittmuster paßt er zu Blazern, Mänteln, Jacken und Pullis; aus Seide oder feiner Baumwolle unter Blusen und Westen.

Wenn du den Längsschal aus dünnem Stoff nähst, etwa aus Seide, dann sitzt und hält er besser, wenn du den Stoff doppelt nimmst. Statt 14 Zentimeter Breite besorgst du dir einen Stoffstreifen von 30 Zentimeter Breite. Dann faltest du den Stoff der Länge nach in der Mitte zusammen, wobei das Muster nach innen kommt, nähst die Längsnaht und dann wird der Schal gewendet und glattgebügelt.

Das Kopftuch

Format: 87 cm × 87 cm

Für den Winter kann man sich schöne Kopftücher aus dünnem Wollstoff nähen. Einfarbig, kariert, mit kleinen Blumen bestickt oder mit passenden Fransen verziert. Hübsch sehen solche Tücher auch um die Schultern geschlungen aus, über Mantel, Blazer oder Pullover. Es gibt eine unendliche Auswahl von gemusterten, weichfallenden Wollstoffen, aus denen man sich die Tücher für den Winter nähen kann. Der Stoff darf nur nicht zu dick sein, damit man das Kopftuch mühelos binden kann. Dein Wollkopftuch sollte gut zum Wintermantel passen, und es läßt sich sogar eine Strickmütze über das Kopftuch ziehen, wenn der Wind um die Ohren pfeift. Passend zu deinem Trenchcoat kannst du dir ein Kopftuch aus festem Baumwollstoff nähen oder aus Popeline, kariert in der Art von Regenmantelfutter sehen diese Tücher schön aus.

Auch in den warmen Monaten kann man Kopftücher gebrauchen, wobei die Sommerkopftücher nicht unbedingt nur als Kopftuch verwendet werden. Aus feiner Baumwolle, gemustert oder einfarbig, lassen sich die leichten Tücher mit feinen Fransen oder Litzen verzieren. Man kann sie aus dem gleichen Stoff nähen wie den Sommerrock und die Tücher lose gebunden um die Schultern schlingen oder die Enden in den Gürtel stecken. Zum Schutz gegen die Sonne läßt sich aus dem gleichen Stoff wie das Strandkleid ein leicht schlingbares Kopftuch machen, nach Bäuerinnenart wird es im Nacken geknotet oder nach Art der Berber um den Kopf gewickelt. Verziert mit Glasperlen oder Glimmer sieht es am Strand hübsch aus.

Das Umschlagtuch

Format: 1,35 m × 1,35 m

Großen Mädchen steht es besonders gut, das riesige Umschlagtuch. Wer klein ist, muß auf die Proportionen achten. Aus Stoffresten kannst du dir ein Mustertuch zusammenheften, um die richtige Proportion zwischen Körpergröße und Umschlagtuch herauszufinden, und das Tuch dann entsprechend kleiner nähen.

Aus feinem Wollstoff mit Schottenmuster, aus einfarbigem Wollstoff mit Fransen verziert, gestrickt aus dünner Wolle oder gehäkelt aus Baumwolle oder Zwirn, genäht aus dem gleichen Stoff wie der Rock oder die Hose, besetzt mit Rips- oder Satinbändern, bestickt mit Mustern, die zur übrigen Garderobe passen, es gibt viele gute Ideen, ein Umschlagtuch selbst zu machen. Und dann braucht man noch Ideen, das Tuch zu tragen: Es paßt über Mäntel, Jacken und Pullover, zu Röcken und zu langen Hosen. Um die Schultern gelegt und über der Brust gekreuzt, kann man die Enden in den Gürtel stecken. Auch quer über eine Schulter geworfen steckt man die Enden vorne und hinten in den Gürtel; man kann das Tuch über den Kopf ziehen, dann quer über der Brust kreuzen und die Enden am Rücken verknoten. Man kann es aber auch wie Großmamas Stola tragen, wobei man die beiden Zipfel dann einfach in die Manteltasche steckt.

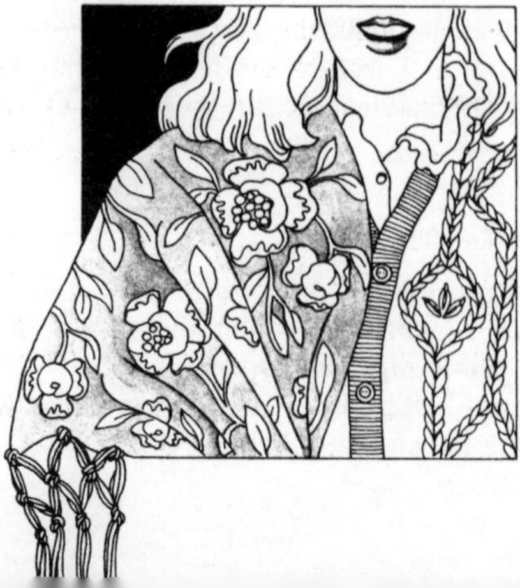

Und noch ein paar Tips für Accessoires

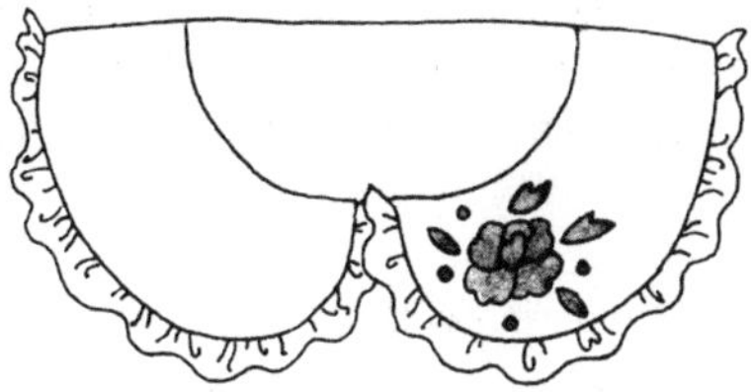

Neuer Stil für alte Pullover und Strickjacken

- Die Strickjacke sieht dekorativer und kleidsamer aus, wenn die Schultern nicht herunterhängen. Unterlege Schulterpolster und trage den Gürtel über der Strickjacke.
- Besorge dir neue Knöpfe für eine alte Jacke, etwa Glasknöpfe oder handgemalte Trachtenknöpfe und gib ihr damit einen neuen Stil.
- Besticke die Vorderteile der Jacke mit Blumen oder anderen Motiven.
- Fertige dir einen einknöpfbaren Kragen aus Baumwollspitze.
- Besticke flauschige Jacken und Pullover mit kleinen Straßperlen und Pailletten.
- Schneide dir aus Satin oder Filz Applikationen, zum Beispiel Blumen, Tiere oder graphische Muster, und nähe sie auf die Vorderteile. Wer kein Geschick hat, bekommt die fertigen Applikationen in den Kurzwarenabteilungen der Kaufhäuser.
- Besetze die abgewetzten Ellbogen mit Lederherzen oder Filzherzen.
- Nähe dir an ein Samtband einen Kragen aus Baumwollspitze und ziehe den Kragen über den Pullover an. Mit Schleife zubinden.
- Besticke Krägen und Manschetten mit kleinen Mustern. Shetlandpullover mit rundem Kragen sind dazu besonders geeignet.
- Besticke den ganzen Pullover, auch die Ärmel, mit Blümchen. In Handarbeitsgeschäften gibt es dafür viele Vorlagen.

Alte Hosen in neuem Stil

- Aus alten Jeans entstehen neue Shorts oder Bermudas.
- Die zu kurz gewordene Popelinehose wird zur Culotte, auch Capri-Hose genannt. Die dreiviertellange Hose ist unterhalb des Knies abgeschnitten, mit Seitenschlitzen versehen und eingesäumt.
- Aus zu kurz gewordenen Bundfaltenhosen lassen sich Knickerbokkers machen. Unterhalb des Knies werden die Hosen abgeschnitten und mit Bündchen besetzt. Mit Knöpfen oder Schließe wird die Bundhose geschlossen. Wenn man eine graue oder schwarze Flanellhose so abändern will, kann man die Bündchen aus gleichfarbigem Satinband machen, das gibt eine hübsche Abendhose. Wer gerne die Hosen in die Stiefel steckt, kann sich eine rutschfeste Stiefelhose machen; Cordsamthosen sind dafür besonders gut geeignet. Die alte Hose wird in Wadenhöhe abgeschnitten und ein Strickbündchen angestrickt. Das Strickbündchen verschwindet beim Tragen im Stiefel und hält die Beine warm. Wollstoffhosen mit Bundfalten werden zur Rockhose. Mindestens knielang abschneiden und mit Saumband einsäumen. Statt normalem Saumband kann man farbiges Baumwollband oder Satinband nehmen.

Was tun mit langweiligen Blusen?

- Abgewetzte Manschetten und Kragen heraustrennen und Baumwollspitze mit Kante einsetzen. Das gibt eine hübsche Rüschenbluse. Statt Baumwollspitze kannst du auch einen anderen Stoff nehmen. Zum Beispiel Popeline im Schottenkaro oder farbiges Baumwollband oder Taftband.
- Nähe neue, farbige Knöpfe an die Bluse und trage in der gleichen Farbe Schleifen und Krawatten dazu.
- Sticke dein Monogramm auf die Brusttasche. Buchstabenvorlagen gibt es im Handarbeitsgeschäft.
- Besticke die Kragenspitzen mit einem kleinen Motiv.
- Trage die Bluse dekoriert: mit einer ärmellosen Weste, mit einem Halstuch, mit Kragennadel, mit Brosche, mit Manschettenknöpfen, mit Schleife oder Krawatte, mit Fliege, mit Gürtel über Rock und Hose, mit Schultertuch, über einen dünnen Unterziehpullover, über dem T-Shirt, in der Taille zusammengeknotet.

Der Rock ist zu kurz

- Weite Sommerröcke sind am einfachsten zu verlängern. Man setzt an den Saum eine farblich passende Bordüre. Aus der gleichen Bordüre kann man auch eine kleine ärmellose Weste oder ein Bolero nähen.
- Wenn nur ein paar Zentimeter am Baumwollrock fehlen, läßt sich ein breites Band aus Baumwolle oder Rips aufnähen, das hängt von der Schwere des Stoffs ab.
- Ein bißchen Geschick benötigst du, um einen Flanellrock zu verlängern, zum Beispiel einen dunkelblauen Faltenrock aus Flanell. Der Saum wird mit doppelt genommenem dunkelblauem oder rotem Satinband besetzt, die Falten werden eingebügelt; so hat man einen hübschen Abendrock. In Bluse oder ärmelloser Weste könnte sich das Satinband wiederholen.
- Der Schnitt mancher Röcke ermöglicht eine Verlängerung vom Bund aus. Der Rockbund wird abgetrennt und ein neuer Stoffstreifen oder ein Spickel dazwischengesetzt. Je nach Material des zu verändernden Rockes eignet sich Cordsamt, Waschvelour, zum Muster des Stoffes passender Woll- oder Baumwollstoff. Ein kleines Streifchen davon könnte sich im Rocksaum wiederholen.

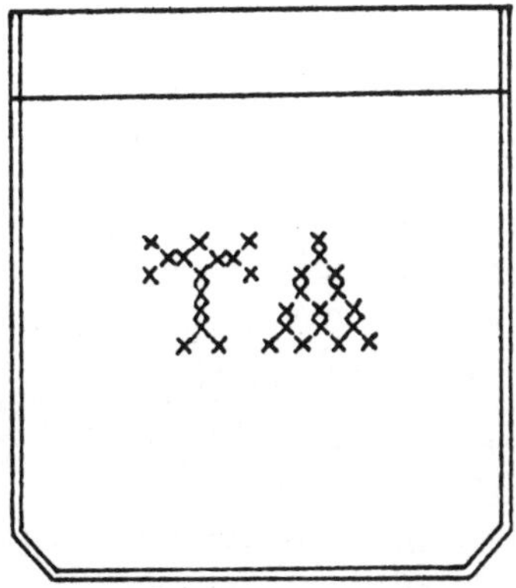

Schmuck zum Selbermachen

Haarschmuck

Haarbänder: In den Kurzwarenabteilungen der Kaufhäuser kaufst du die Haarbänder aus Rips, Taft, Baumwolle oder Satin vom laufenden Meter. Mit Straß, Perlen und Pailletten kann man die Bänder verzieren. Wer langes Haar hat, flicht sie in den Nackenzopf oder in den geflochtenen Knoten. Mit Gobelin- oder Kreuzstich bestickte Strickbänder aus Baumwolle kann man zum Zurückbinden der Haare oder als Stirnband gebrauchen. Mit kleinen künstlichen Blumen verzierte Haarbänder sehen hübsch zu festlichen Kleidern aus, zum Beispiel für eine Gartenparty im Sommer oder am Strand.

Kämmchen und Spangen: Preiswerte Kämmchen und Spangen aus Kunststoff gibt es in jedem Kaufhaus. Um sie zu verzieren, besorgst du dir kleine Straßsplitter, Glassteine oder winzige perlmutterschimmernde Muscheln. Und dazu den richtigen Klebstoff, der auf Kunststoff hält. Nun kannst du Entwürfe machen, wie du den Zierrat arrangieren willst, und den Schmuck aufkleben. Diese Arbeit braucht etwas Fingerspitzengefühl, und es ist vor allem wichtig, daß man nicht zuviel Kleber verwendet und überschüssige Reste sofort entfernt.

Haarnadeln: Einfache Drahthaarnadeln kannst du schnell und einfach verzieren, indem du bunte durchlöcherte Perlchen auf die Nadel aufziehst, es könnten auch Glasperlchen oder perlmutterglänzende Perlchen sein. Sobald die Nadel ins Haar gesteckt wird, bleibt der kleine Perlenkranz in der Rundung sitzen und gibt einen hübschen Haarschmuck ab.

Wer gerne breitere Haarnadeln verwendet, kann sie wie die Kämmchen und Spangen verzieren.

Schmuck für den Hals

Samtband: Das schmale verzierte Samtband um den Hals, das sogenannte Kropfband, ist leicht selbst zu machen und sieht sehr dekorativ aus. Mit Straß, Perlchen und Pailletten wird es üppig verziert. Das verzierte Band muß eng am Hals anliegen und wird im Nacken mit einer kleinen Schließe, die es in den Kurzwarenabteilungen der Kaufhäuser oder in Handarbeitsgeschäften gibt, geschlossen. Das Samtband sollte etwa zwei Zentimeter breit sein. Bevor man mit dem Verzieren beginnt, legt man alle Steinchen und Perlchen auf das Band und ordnet ein Muster an, wobei man von der Mitte ausgeht. Denn wenn man das Band trägt, sollte die schönste Verzierung in der Mitte, also auf dem Kehlkopf sein. Nun überträgt man den Musterentwurf als Vorlage auf ein Papier und setzt die Verzierungen entsprechend ein.

Fantasieperlenkette: Ein Kollier aus Fantasieperlen kann man sich aus brennbarer Modelliermasse machen. Die Kugeln werden in der gewünschten Größe aus Modelliermasse geformt und dann mit einer Stricknadel durchlöchert. Dann brennt man die Kugeln im Ofen. Wenn dir die Farbe der Kugeln nicht gefällt, kannst du sie nach dem Abkühlen mit Sprühlack besprühen, Goldlack oder andere Metallfarben sehen besonders hübsch aus. Dann ziehst du die Kugeln auf ein Halskettchen auf.

Fantasieschmuck: Künstliche Blätter aus Papier oder Stoff werden mit farbigem Spray besprüht und mit ein wenig Fantasie in Halsschmuck verwandelt. Du kannst die Blätter auf ein Ripsband aufnähen oder an einem unsichtbaren Nylonfaden befestigen. Plastikblümchen und Blätter lassen sich auch zu einem ganz fantastischen Halsschmuck verarbeiten, und wenn dir die Farben nicht gefallen,

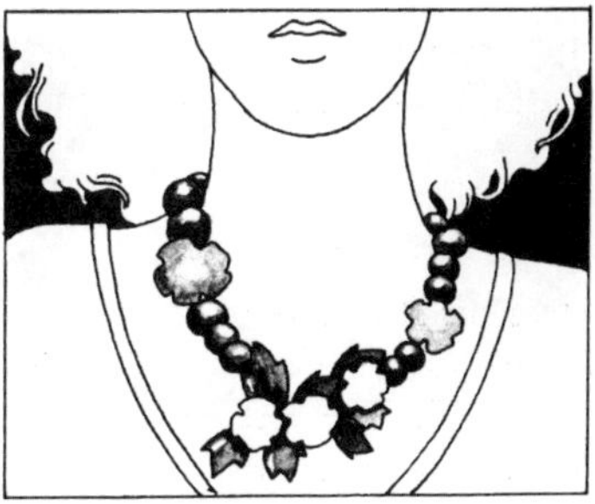

kannst du sie mit Sprühlack verändern. Wer einen ganz ›edlen‹ Halsschmuck für die Sommerparty sucht, verziert ein Samt- oder Ripsbändchen üppig mit Stoffblumen oder Seidenblümchen. Auf brauner Haut sieht dieser Halsschmuck hübsch zu schulterfreien Sommerkleidern aus.

Anstecker

Durchstecknadeln: Die billigen Durchsteckohrringe mit Straßverzierung passen gut als Durchstecknadel auf Pullis, auf das Revers des Blazers, in die Kragenspitze der Hemdbluse oder an die Mütze. Statt Straßohrringen kann man sich für diesen Zweck auch billige Durchsteckohrringe anderer Art besorgen, die man selbst mit Fantasie verziert.

Ansteckblätter: Schöne bunte Herbstblätter kannst du in einem Buch pressen. Das getrocknete, gepreßte Blatt wird dann mit Klarlack besprüht und auf

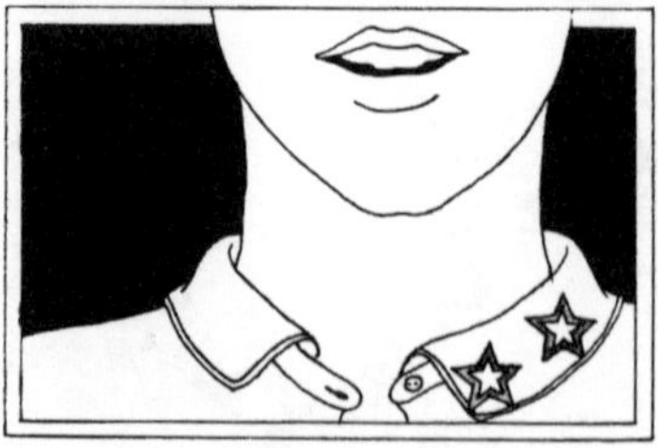

ein dünnes Stück Pappe aufgeklebt. Die Pappe wird in der Form des Blattes ausgeschnitten, nur ein kleiner Rand des Blattes sollte an den Außenseiten überstehen, damit man die Pappe nicht sieht. Um das Blatt befestigen zu können, klebst du auf die Pappe einen selbstklebenden Aufhänger aus dem Schreibwarengeschäft und daran hängst du eine kleine Sicherheitsnadel. Außerdem gibt es für diesen Zweck Anstecknadeln mit Kleber in Hobbyläden und in Kurzwarengeschäften.

Ansteckfedern: Bei einem Spaziergang durch den Wald oder bei deinem täglichen Schulweg durch den Stadtpark wirst du sicher hin und wieder hübsche Vogelfedern finden, aus denen man schönen Ansteckschmuck zaubern kann. Zum Beispiel als Anstecker für Pullis, Mützen und Blazer. Mehrere Federn von unterschiedlicher Länge werden am Kiel mit einer Drahtschnur fest zusammengebunden. Nun verdeckt man diese Stelle entweder mit einer kleinen Perle oder einer kleinen Brosche. Auf der Rückseite steckt man den Federschmuck mit einer Sicherheitsnadel fest. Einen breiter gefächerten Anstecker kannst du dir machen, indem du ein ovales Stückchen Pappe mit Federn besetzt. Hierbei klebst du die Feder immer nur am Kiel an der Pappe an und setzt die nächstfolgende Feder so, daß sie die angeklebte Stelle der vorherigen Feder bedeckt. Unterhalb der Pappe wird die Anstecknadel aufgeklebt.

Anstecknadeln: Aus Sicherheitsnadeln kann man lustige Anstecker machen. Kleine und große Nadeln, mit silbernen oder goldenen Verschlüssen, sind sehr leicht zu verzieren. Neben den normalen Sicherheitsnadeln gibt es in Kurzwarengeschäften auch Sicherheitsnadeln ohne den kleinen Ring im Innenteil, was das Aufziehen von Zierrat sehr erleichtert. Durchlöcherte Perlchen und Muscheln, Straßsteine, kleine Kunststoffblümchen, Glassteine und Glastropfen, Anhänger, jede Sicherheitsnadel läßt sich mit etwas Fantasie zum Schmuckstück machen.

14
Ganz unter uns

Zu Hause

Höflichkeit und gutes Benehmen kosten keinen Pfennig und sind nicht käuflich zu erwerben. Womöglich ist dies ein Grund, weshalb sich Frauenzeitschriften nur wenig mit dem Thema befassen, und obwohl man die Leserinnen mit Ratschlägen für Kosmetik und Mode überschüttet, gibt man ihnen kaum Gelegenheit, das eigene Verhalten zur Umwelt im Hinblick auf scheinbar altmodische Dinge wie Anstand, korrektes Benehmen und freundlichen Umgang mit anderen zu überdenken. Aber was nützt schon das tollste Aussehen und die schickste Frisur, wenn du schlechte Manieren hast, ein unfreundliches Wesen, wenn du den breitesten Dialekt sprichst und nur dann höflich bist, wenn du von anderen etwas willst. Manche Leute sind sogar der Ansicht, die Verfeinerung der menschlichen Beziehungen durch gute Umgangsformen sei eine Sache für elitäre Gesellschaftsdamen oder für schleimige Schmeichler, und ein normaler Mensch müsse sich mit Fragen der Etikette gar nicht erst auseinandersetzen. Andere wieder glauben, gutes Benehmen sei bloß eine Sache für festliche Anlässe, etwa für Einladungen, für die Tanzstunde oder für das große Diner im Grandhotel.

Hier soll die Rede sein von der Etikette unseres Alltags, des täglichen Lebens und von einer Art des Wohlverhaltens, das für dich kein lästiger Zwang, sondern Selbstverständlichkeit ist. Jeden Tag haben wir Umgang mit Menschen, mit den Eltern, Geschwistern, Freunden, Mitschülern, Nachbarn, mit Passanten auf der Straße, Mitreisenden im Zug, Wartenden in Geschäften, mit Verkäuferinnen. Täglich begegnen wir Menschen aller Altersklassen, und es ist selbstverständlich, daß du mit deinen Freunden einen anderen Umgang hast als beispielsweise mit der alten freundlichen Dame aus deiner Nachbarschaft, der du manchmal den Einkaufskorb nach Hause trägst. Und wenn du der alten Dame den Korb trägst, dann wirst du das sicher nicht aus Berechnung tun, weil du bei ihr einen guten Eindruck hinterlassen willst, sondern weil es dir ein Herzensbedürfnis ist, ihr die Last abzunehmen. Und so sind eigentlich die meisten Fragen unseres Wohlverhaltens anderen gegenüber mit dem Herzen zu beantworten und nicht mit dem Vorschriftenbuch für gutes Benehmen. Deine Liebenswürdigkeit und dein Mitgefühl erleichtern nicht nur dir das tägliche Leben, sondern auch den anderen. Deine Kälte und deine Gefühllosigkeit anderen gegenüber erschwert dein Leben mehr als das der anderen.

Wir sind zu Hause unter uns. Gerade hat der Wecker geklingelt, und du bist wie immer in größter Eile, damit du noch rechtzeitig die Straßenbahn erreichst, um pünktlich in die Schule zu kommen. Du stürzt aus dem Bett, mauschelst dein mißgelauntes »guten Morgen« in die Familienrunde, trottest ins Badezimmer, ziehst dich in Windeseile an, stürzt eine Tasse Kaffee hinunter, und während du noch an deinem Frühstücksbrötchen ißt, galoppierst du

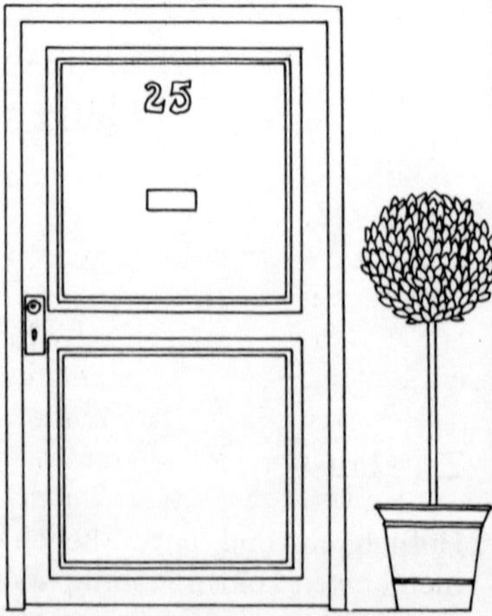

schon zur Straßenbahnhaltestelle. Dieses verrückte Programm wiederholt sich womöglich jeden Morgen. Und am Sonntag, da erholst du dich vielleicht von deinem täglichen Morgenstreß und sitzt »lässig« mit ungekämmtem Haar, ungeputzten Zähnen und zerbeultem Morgenrock am schön gedeckten Frühstückstisch.

Und wie sieht dein tägliches Programm aus, wenn du von der Schule nach Hause kommst? Natürlich hattest du morgens keine Zeit mehr gehabt, die Kleidungsstücke, die du achtlos auf den Boden gefeuert hast, aufzuräumen. Und da liegt noch das zerknäulte Taschentuch auf dem Tisch in deinem Zimmer, neben der halbvollen Teetasse und dem Teller mit den Spiegeleiresten von gestern abend. Du meinst, deine Mutter sei ja dazu da, dein schmutziges Zimmer zu putzen, deine Wäsche vom Boden aufzulesen und zu waschen und überhaupt für dein körperliches Wohl zu sorgen?

Es gibt einen weisen Spruch über häusliches Benehmen: »Benimm dich zu Hause, als seist du im feinsten Hause, dann bist du im feinsten Hause zu Hause.« Wenn wir ein Recht darauf haben wollen, selbständig zu handeln und behandelt zu werden, dann sind wir auch selbständig für unsere persönlichen Dinge verantwortlich. Übernimm daher selbst die Verantwortung für dein Zimmer, für deine Kleidung und für dein Benehmen innerhalb der Familie. Wenn dein Morgenprogramm so schlecht organisiert abläuft, wie ich es hier als Beispiel beschrieben habe, dann versuche am Morgen ein paar Minuten früher aufzustehen. Statt dich schlechtgelaunt an den Frühstückstisch zu setzen, versuche wenigstens dein Frühstücksbrötchen in Ruhe zu essen. Laß dir nicht prinzipiell das Frühstück servieren, sondern hilf selbst mit, ein gemütliches Frühstück für alle vorzubereiten.

Betrachte deine Mutter nicht als Hausangestellte, und vereinbare mit ihr, daß du dein Zimmer selbst in Ordnung hältst. Laß dir von deiner Mutter beibringen, wie man richtig bügelt, Schuhe putzt, Kleider ausbürstet, Knöpfe annäht und Hosenbeine kürzt, damit du deine Kleidung selbständig in Ordnung halten kannst. Und selbst wenn dein Zimmer auch das eine oder andere Mal chaotisch aussieht, dann sollte das allein deine Sache sein, denn du bist es, die sich in diesem Zimmer wohl fühlen muß, und langsam wirst du lernen, daß ein ordentlich aufgeräumtes Zimmer viel hübscher zu bewohnen ist als ein schlampiges. Sei höflich gegenüber deiner Familie und verstreue nicht deine Habseligkeiten im Wohnzimmer, in Diele und Küche, damit jeder darüber stolpert. Deine persönlichen Sachen gehören nur in dein Zimmer und nicht in Räume, die von allen benutzt werden. Auch das Badezimmer solltest du so hinterlassen, daß es den nächsten, der es benutzt, nicht erst zu einer größeren Putzaktion zwingt. Selbstverständlich reinigst du die Badewanne, das Waschbecken und die Toilette nach der Benutzung. Deine gesamten Schminkutensilien und Haarbürsten, Kämme, Lockenwickler und Fön wirst du nicht im Badezimmer verstreut herumliegen lassen. Um das zu verhindern, sollte eine Schublade im Badezimmerschrank für deine persönlichen Sachen vorhanden sein.

Wenn du diese einfachen Regeln des guten Benehmens in den häuslichen vier Wänden beherrschst, wirst du auch in fremden Häusern ein gerngesehener Gast sein. Niemand lädt gern Leute ein, die ihre Hausschuhe im Wohnzimmer abstellen, die ihren Nagellackentferner auf dem Küchentisch vergessen und die ihre Unterwäsche zum Trocknen auf den Heizkörpern ausbreiten. Abgesehen davon, daß es sehr unschön ist, persönliche Sachen in gemeinsam benutzten Räumen herumliegen zu lassen, ist es auch unästhetisch, gewisse Tätigkeiten vor den Augen aller durchzuführen. Wenn du auch meinst, deine Fingernägel müßten dringend gefeilt und lackiert werden, so darf dich wirklich nichts dazu verleiten, die Maniküre ins Wohnzimmer zu verlegen, und schon gar nicht, wenn du Gast bist. Deine Schönheitspflege soll prinzipiell

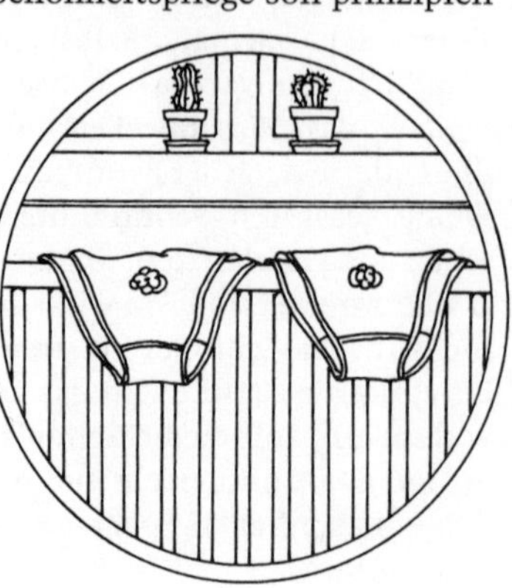

im Badezimmer oder in deinem eigenen Zimmer stattfinden. Und was die Ästhetik unseres häuslichen Verhaltens angeht, so gilt hier wirklich der weise Spruch: »Was du nicht willst, das man dir tu, das füg auch keinem andern zu.« Auch du möchtest in deinem Wohnzimmer niemanden sehen, der sich die Fingernägel reinigt, die Haare auf Lockenwickler dreht und sich in diesem Aufzug zum Essen setzt, der seine Handtasche mitten auf dem Wohnzimmertisch abstellt und das intensiv benutzte Taschentuch zwischen die Polster des Sessels klemmt, wo es erst Tage später gefunden wird, niemanden, der seinen Mantel achtlos auf einen Wohnzimmerstuhl wirft, statt die Garderobe zu benutzen, die Schuhe mitten im Hausgang abstellt statt im Schuhschrank oder im Gästezimmer. Man muß nicht von Ordnungswahn und vom Putzteufel erfaßt worden sein, wenn man gewisse Gesetze häuslicher Ästhetik beachtet. Es stört zum Beispiel gar nicht, wenn in einem Wohnzimmer Dinge herumliegen, die für alle Mitglieder der Familie und auch für die Gäste von Interesse sind. Hier sind ein Stapel Zeitungen, dort ein paar Bücher, in denen gerade jemand schmökert; vor dem Fenster hat ein Familienmitglied die Staffelei aufgestellt, um besseres Licht beim Malen zu haben, daß Musik gehört wird, das sieht man an den herumliegenden Plattenhüllen, und die Tiere gehören auch zum Familienleben, die Katze schläft auf der Fensterbank, und der Hund räkelt sich vor dem Kamin. In einem solchen »Familienwohnzimmer« würden wir uns alle wohl fühlen. Weit weniger wohl fühlen würden wir uns im Wohnzimmer von Frau Saubermann, wo alles nur so blitzt und blinkt und wo man »vom Boden essen könnte«, was ohnehin niemand will, und wo uns nichts an die Anwesenheit von Menschen erinnert, ganz zu schweigen von den Tieren, die gewiß keinen Zutritt zu dem sterilen Wohnzimmer von Frau Saubermann hätten.

Was ich versuchen will zu erklären, ist an diesen Beispielen ganz deutlich zu sehen. Es gibt mehrere Arten von Unordnung. Eine, die nicht ästhetisch ist, und eine, die liebenswert ist. Und eine Ordnung, die unmenschlich und öde ist.

Manche Mädchen glauben, zu Hause in ihren vier Wänden könnten sie sich so richtig gehenlassen, um sich vom Alltagsstreß zu erholen. So leger wie zu Hause benähmen sie sich natürlich nicht, wenn sie irgendwo eingeladen wären, oder im Hotel und auf Reisen. Auf diese Weise

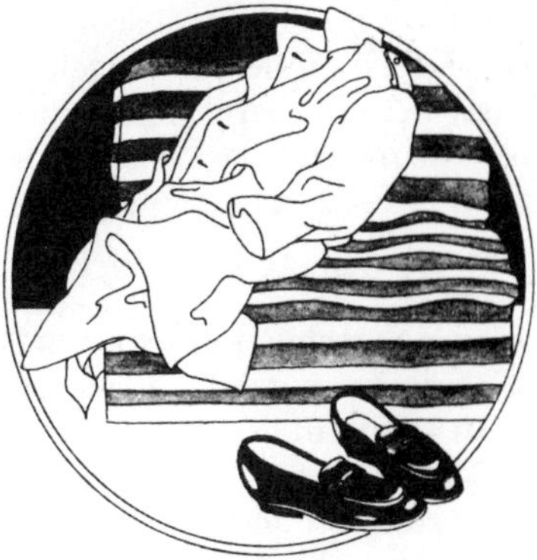

legen sie sich dann allerlei schlechte Angewohnheiten zu, die sie weder bei ihren Besuchen noch auf Reisen ablegen können, weil sie ihnen zur zweiten Natur geworden sind. Einige dieser schlechten Angewohnheiten möchte ich hier aufzählen. Viele sind ein Zeichen von Nervosität und innerer Unruhe. Schuld an der übergroßen Nervosität sind nicht nur die täglichen Belastungen, die uns manchmal zu falscher Lebensweise zwingen. Wir verbringen viele Stunden in geschlossenen Räumen und leiden an Sauerstoffmangel und an Bewegungsmangel. Die Sauerstoffzufuhr ist jedoch wichtig für gute Nerven. Schuld an Nervosität ist auch eine seelische und nervliche Überbelastung, wie sie die Pubertätszeit mit sich bringt. Und hinzu kommt allzuoft falsche Ernährung und damit verbundener Vitaminmangel, was die Nerven zusätzlich belastet.

Prüfe selbst, ob du dir schlechte Angewohnheiten zugelegt hast; wenn du ganz »fehlerfrei« bist, wirst du alle Punkte mit Nein beantworten können. Versuche alle Punkte, die du mit Ja beantwortet hast, unter Kontrolle zu bekommen, und beobachte konsequent, welche Fortschritte du dabei machst.

- Beim Sprechen mache ich oft Grimassen.
- Ich beiße an den Fingernägeln.
- Ich kratze in den Haaren herum.
- Mit den Fingern fahre ich beim Sprechen im Gesicht herum.
- Ich reibe oft an meiner Nase, obwohl sie mich nicht juckt.
- Ich stütze beim Essen die Ellbogen auf den Tisch.
- Ich kann nicht gerade auf einem Stuhl sitzen.
- Beim Husten halte ich die Hand nicht vor den Mund.
- Ich kann nicht deutlich sprechen.
- Ich ziehe häufig die Stirn kraus.
- Ich drehe Zöpfchen mit meinen Haaren.
- Ich stecke mein Taschentuch nicht in die Tasche, sondern lege es vor mich auf den Tisch.
- Beim Sitzen verhake ich die Beine mehrmals.
- Ich telefoniere lang und ausgiebig, wenn ich die Telefonrechnung nicht bezahlen muß.
- Ich spreche am liebsten laut, damit man mich auch hört.
- Meinen Plattenspieler lasse ich am liebsten ganz laut laufen, auch wenn ich nicht allein in der Wohnung bin.
- »Bitte« und »danke« sage ich zu Hause nur, wenn Besuch da ist.
- Beim Lachen reiße ich den Mund auf.
- Kraftausdrücke gehören zu meiner täglichen Umgangssprache.
- Wenn ich jemanden rufe, kreische ich gleich kräftig los, auch quer über die Straße und aus dem Fenster.
- Ich lasse andere Leute nur ungern zu Ende sprechen, damit ich so schnell wie möglich zu Wort komme.
- Ich schlage die Türen meist hinter mir zu.
- Für alle Arbeiten im Haushalt ist meine Mutter zuständig, deshalb helfe ich nur mit, wenn ich ausdrücklich darum gebeten werde.
- Ich bin von Natur aus neugierig und durchschnüffle voll Interesse die Zimmer meiner Eltern und Geschwister.
- Mit der Wahrheit nehme ich es nicht immer so ganz genau, obwohl ich merke, daß man mir nicht unbedingt alles glaubt, was ich sage.

15
Geschenke und Mitbringsel

Geschenke richtig planen

Besonders um die Weihnachtszeit wird die Frage ganz akut: »Wem schenke ich was?« Den Eltern, der besten Freundin, den Geschwistern, den Großeltern und den Tanten, ihnen allen wirst du zu Weihnachten eine Freude machen wollen. Jedoch im Trubel der Vorweihnachtszeit, in der allgemeinen Einkaufs- und Geschenkzwangstimmung vergeht dir die spontane Freude am Schenken. Die liebevoll vorzubereitende Überraschung wird zum ›Muß‹, der Sinn des Schenkens in der Hektik vergessen. Laß dich also nicht geistig überwältigen von den Ideen anderer Leute, sondern entwickle lieber deinen eigenen Geschenkplan.

Wie sieht nun ein solcher Geschenkplan aus? In deinem Notizbuch, in dem du alle wichtigen Adressen, Geburtstage und Festtage notiert hast, legst du eine ›Geschenkliste‹ an. Und hier schreibst du dir das ganze Jahr über auf, wer welche Geschenkwünsche geäußert hat. Wenn du Augen und Ohren offenhältst, wirst du überrascht sein, wie viele Wünsche in deiner Familie und in deinem Freundeskreis geäußert werden. Bestimmt sind es mehr Wünsche, als du erfüllen kannst. Rückt dann ein Festtag näher, etwa der Geburtstag oder Weihnachten, wirst du nicht viel darüber nachdenken müssen, was du schenken willst, denn dafür hast du dir ja deine Notizen gemacht. Und hier notierst du dir auch, wer welches Geschenk von dir bekommen hat, damit du im nächsten Jahr nicht etwas Ähnliches schenkst.

Wie oft sehen wir in Geschäften, auf Flohmärkten oder in Bastelzeitschriften Dinge, von denen wir wissen, wie gut sie dieser oder jener Freundin, der Mutter oder der Schwester gefallen würden. So sammelt beispielsweise deine Schwester Miniaturelefanten, und irgendwo entdeckst du einen süßen kleinen Holzelefanten, der außerdem noch ganz billig ist. Die Erfahrung wird dich lehren, daß du diesen Elefanten nie mehr finden wirst, wenn du nach ihm suchst. Also nimm ihn gleich mit nach Hause, auch wenn deine Schwester noch lange nicht Geburtstag hat, und verstecke ihn. Vielleicht gehörst du zu jenen Geschenkexpertinnen, die zu Hause einen Extraplatz für Geschenke reserviert haben, eine Kommode, eine Schublade oder einen Korb. Nicht nur künftige Geschenke wandern dort hinein, sondern auch Geschenkpapier, Dekorationsmaterial für die Päckchen wie künstliche Blumen, Kugeln oder selbstgemachte Anhänger, Seidenband und Kordel. Außerdem werden die um die Weihnachtszeit erschienenen Bastelbögen der Zeitschriften darin aufgehoben, denn das ganze Jahr über kann man viele Anregungen daraus gebrauchen. Kreative basteln das ganze Jahr und nicht nur um die Weihnachtszeit.

Wer einen kleinen Fundus von Geschenken, Papier und Dekorationsmaterial zu Hause hat, braucht überraschende Einladungen nicht zu fürchten. Wirst du zu einer Party oder zu einer kleinen Feier eingeladen, ist es eigentlich deine Pflicht, etwas mitzubringen. Hier unterscheiden wir jedoch ein größeres Geschenk, das etwa für Geburtstage, Hochzeit oder Verlobung vorgesehen ist, vom Mitbringsel. Wie der Name sagt, ist das Mitbringsel nur eine kleine Aufmerksamkeit für die Gastgeber. Und wer das Mitbringsel in Hektik besorgen muß, dem fällt leider oft nicht mehr ein als die übliche Pralinenschachtel, die Flasche aus Vaters Weinkeller oder den fantasielos im Geschäft zusammengesteckten Blumenstrauß. Wenn schon Pralinen, dann hausgemachte und wenn schon einen guten Tropfen, dann selbstgemachten Likör und den eigenhändig arrangierten Blumenstrauß.

Wenn du wirklich Freude mit deinem Mitbringsel oder Geschenk machen willst, dann heißt das vorher planen und sich in den Empfänger hineindenken. Viele Leute begehen den Fehler, Geschenke zu kaufen, welche sie sich eigentlich selbst wünschen, ohne sich zu fragen, ob der zu Beschenkende wirklich Freude daran haben wird.

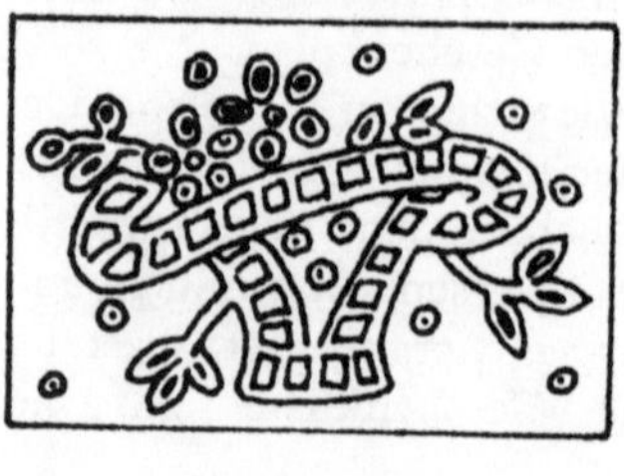

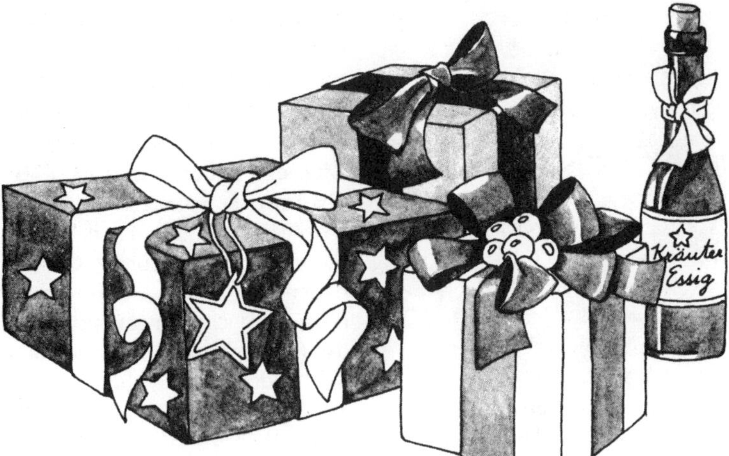

Bestimmt möchtest du nicht zu den Leuten gehören, deren Geschenke so häßlich und unbrauchbar sind, daß man sie nicht einmal weiterschenken kann. So ist eine weitere Funktion des Geschenks oder Mitbringsels auch seine Brauchbarkeit. Natürlich ist es nett gemeint, wenn deine Freundin Rosi dir ein Männchen aus getrockneten Pflaumen bastelt. Das Pflaumenmännchen sieht auch ganz herzig aus, aber eigentlich weißt du überhaupt nicht, wohin du es stellen sollst. Und denken wir noch an die Verlobung deiner Schwester, zu der sie vier Küchenuhren bekam, die sie niemals gebrauchen und nicht einmal umtauschen konnte. So wirst du dich also auch bei der Auswahl deines Geschenks nach der Brauchbarkeit und nach dem Anlaß richten.

Geschenke zu bestimmten Anlässen

Zur Hochzeit

Die Anschaffungen für den neuen Haushalt belasten den Geldbeutel des jungen Paares. Um zu verhindern, daß unnütze Geschenke gemacht oder nützliche Geschenke für den Haushalt doppelt und dreifach geschenkt werden, legt das Hochzeitspaar eine sogenannte ›Geschenkliste‹ in einem oder mehreren Geschäften auf. Bist du als Gast zur Hochzeit eingeladen, wirst du dich erkundigen, in welchem Geschäft die Geschenkliste aufliegt, denn ein höfliches Brautpaar wird dich nicht von selbst auf die Liste hinweisen. In der

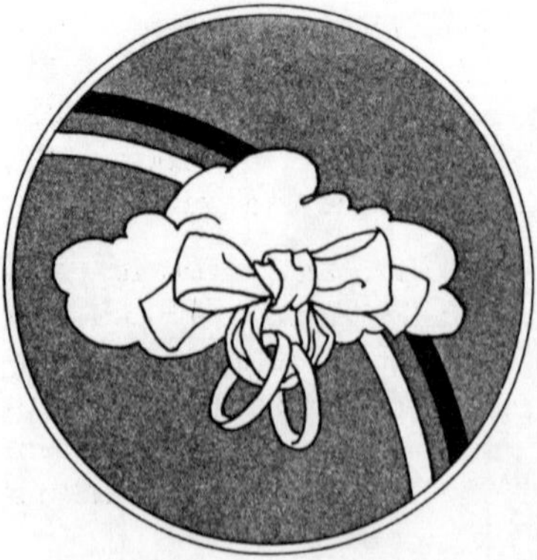

Liste hat das junge Paar alle Gegenstände aufgeführt, die es sich für den künftigen Haushalt wünscht. Normalerweise werden in jeder Preiskategorie Geschenke genannt, vom Salzstreuer bis zum Teeservice, vom Korkenzieher bis zur Thermoskanne. Wenn trotzdem dein Taschengeld für ein Geschenk aus der Liste nicht reicht, wirst du dich mit einigen Freunden zusammentun, denn gemeinsam läßt sich das Geschenk sicher finanzieren.

Zur Taufe

Bist du zur Taufe eingeladen, wird das junge Ehepaar ein kleines Geschenk von dir erwarten. Auch wenn es keine Feier zur Taufe gibt und du lediglich eine Geburtsanzeige erhältst, wirst du mit einem Geschenk gratulieren wollen. Du kannst den Eltern einen Blumenstrauß überbringen. Wer gut handarbeitet, sollte für das Baby ein Kleidungsstück häkeln oder stricken, ein paar Schühchen etwa oder ein Mützchen. Das Kleidungsstück arbeitest du lieber eine Nummer größer, denn für die erste Zeit nach der Geburt haben die Eltern schon ausreichend Babysachen gekauft. Aber das Baby wächst schnell aus den kostspieligen Babykleidern heraus.

Zur Silberhochzeit

Bei der Silberhochzeit werden fünfundzwanzig Jahre Ehe gefeiert. Findet das Fest in deiner eigenen Familie statt, das heißt, das Silberhochzeitspaar ist vielleicht Mama und Papa, dann wirst du gerne ein ganz persönliches Geschenk machen wollen. Du weißt sicher am besten, was den Eltern gefällt und was sie sich vielleicht schon lange wünschen.

Wenn du zu einer Silberhochzeit eingeladen bist, etwa bei den Eltern deiner Freundin, und du weißt kaum über die persönlichen Wünsche deiner Gastgeber Bescheid, dann ist es wohl das beste, wenn du einen schönen, aber nicht zu üppigen Blumenstrauß überreichst. Blumen bereiten immer Freude.

Vorschläge für Geschenke und Mitbringsel

Für Hobbyköche

Gewürze, abgefüllt in handgenähte Leinensäckchen aus Küchenkarostoff: Suche Gewürze aus, die luftig aufbewahrt werden, wie etwa Knoblauchzehen, Muskatnüsse, Ingwerknollen. Küchenkarostoff gibt es vom laufenden Meter. Die Säckchen werden mit dem jeweiligen Gewürz gefüllt und mit einem farblich passenden Baumwollband zugebunden.

Flasche mit hausgemachtem Kräuteressig: Ein Zweiglein frischen Rosmarin, Thymian und eine Knoblauchzehe in eine formschöne Flasche geben und mit Obstessig aufgießen. Für Estragonessig: ein Zweig Estragon. Für Ingweressig: eine Ingwerknolle und ein Stückchen Zimtstange. Der jeweilige Gewürzessig sollte in der gut verschlossenen Flasche ein paar Wochen ziehen, bevor er verschenkt wird. Flasche schön beschriften!

Altes Küchengerät vom Flohmarkt: Jeder Hobbykoch hat Spaß an altmodischem Küchengerät oder Küchengeschirr: Gewürzreibe, Schöpflöffel, Mehlsieb, Backförmchen, Teigwalke, Nudelbrett, Spitzsieb, Eisenpfanne, Einweckglas, Rührschüssel, Radieschenschneider, Vorratsgläser, Suppenterrine, Brotkörbchen und vieles mehr.

Küchenschürze: Schürzen sind schnell genäht. Aus Küchenkarostoff, aus Blümchenstoff, verziert mit einfarbigen Bändern und Rüschen aus Baumwollband. Der Stoff sollte immer kochfest sein.

Servietten: Leinen, Küchenkaro- oder Baumwollstoff vom laufenden Meter zuschneiden und säumen. Wer sich Mühe machen will, säumt Leinenservietten mit Hohlsaum.

Tischsets: Kann man arbeiten wie Servietten.

Topfhandschuh: Um heiße Töpfe, Schüsseln und Teller anfassen zu können, braucht jeder Koch entweder Topflappen oder

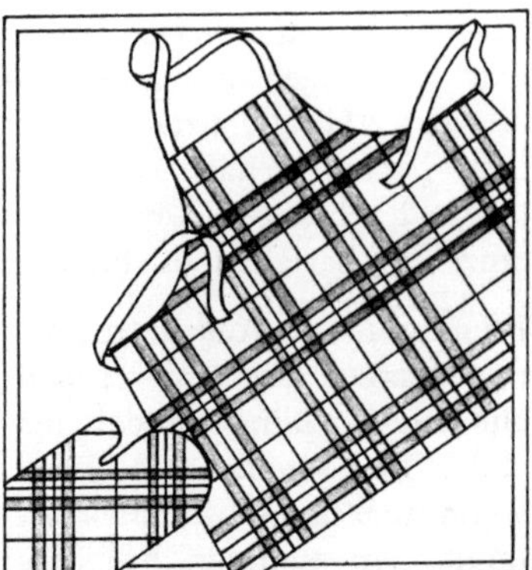

Handschuhe. Aus wattiertem Stoff sind diese leicht zu nähen.

Für Blumen- und Gartenfreunde

Blumenvasen: Billige, aber formschöne einfarbige Behälter wie etwa Dosen oder Flaschen bekommen mit Porzellanfarbe bemalt ein neues Gesicht. Blumentöpfe aus Ton, lackiert und bemalt, geben schöne Vasen für Trockenblumen. Den Handgesteckten Trockenblumenstrauß gleich mitschenken!

Pflanzenpresse: Eine solche Presse ist schnell selbst gemacht! Je nach Größe der Presse ausreichend starke Fichtenholzbretter zuschneiden und glattschmirgeln. Bei beiden Brettern in allen vier Ecken Löcher bohren, durch die entsprechend lange Gewindeschrauben gesteckt werden, die mit Muttern festgezogen werden. Für innen: eine Lage Pappkarton, eine Lage Löschblatt, eine Lage Löschblatt, eine Lage Pappe. Zwischen die beiden Löschblätter legt man die Pflanzen. Je nach Länge der Gewindeschrauben werden die einzelnen Lagen aufgeschichtet.

Blumenbilder: Aus getrockneten Pflanzen lassen sich niedliche kleine Blumenbilder machen. Ein schönes Geschenk, wenn man einen hübschen, altmodischen Rahmen hat. Tip: mit feiner Feder die Gratulation in das Blumenbild schreiben.

Kunststoffblumen: Die billigen Kunststoffblumen aus dem Kaufhaus werden zu edlen Lackblumen, wenn man sie mit Farblack besprüht. Kann jeder Blumenfreund für Gestecke gut gebrauchen.

Origineller Blumentopf: Junge Salat- oder Gemüsepflanze in den Blumentopf setzen und als Zierpflanze heranwachsen lassen, zum Beispiel Kopfsalat, Wirsing, Rotkraut. Blumentopf mit ›kostbarer‹ Papierspitze verkleiden. Auch Küchengewürze sehen im Blumentopf hübsch aus, etwa blühender Rosmarin, Salbei, Zitronenmelisse oder Borretsch.

Blumenstrauß aus getrockneten Blumen: Frisch geschnittene Blumen, Zweige, Gräser werden gleich nach dem Schneiden im Keller umgekehrt an der Wäscheleine aufgehängt. Die einzeln aufgehängten Pflanzen dürfen nicht aneinanderstoßen. Nach dem Trocknen zu Blumenarrangements binden. Getrocknete Blumen lassen sich auch gut zusammenstecken mit frischen Blumen, mit Gewürzpflanzen und mit künstlichen Blumen.

Zierkasten: Den üblichen Balkonblumenkasten aus Kunststoff mit schönem farbigem Lackpapier beziehen und ein hübsches Arrangement von hängenden und stehenden Gartenblumen darin anpflanzen.

Handgemalter Übertopf: Großen Blumentopf aus Ton lackieren und bemalen. Farbe vertragen die Pflanzen nicht, deshalb wird der eigentliche Blumentopf in den Übertopf gesetzt.

Für Handarbeitsfreunde

Nadelkissen: Hundert Ideen gibt es dafür! Ein Stofftier aus Filz oder Leinen, mit Füllwatte ausgestopft. Ein Nadelkissen, gebunden wie ein kleines Buch mit samtenem Umschlag und seidenen Seiten, von einem Seidenband gehalten. Ein besticktes Herz. Ein Minikörbchen, ausgelegt mit überzogener Füllwatte. Ein gehäkeltes oder gestricktes Kissen, rund oder quadratisch, mit Füllwatte ausgestopft. Ein Samtkissen mit Spitzenrand. Ein Seidenkissen mit eingestickter Blüte.

Stricknadelbehälter: Zum Aufbewahren der Stricknadeln ist im Nähkästchen meistens zuwenig Platz, und die Nadeln sind im Weg. In Schreibwarengeschäften gibt es sogenannte Versandrohre aus fester Pappe mit Kunststoffverschluß. Das Papprohr mit selbstklebender Lackfo-

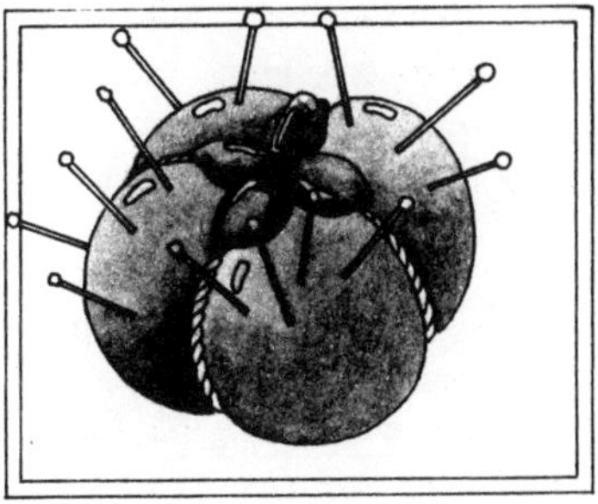

lie bekleben und den Verschluß mit farblich passender Ölfarbe bemalen.

Kästchen für Handarbeitssachen: Frag in Schuhgeschäften nach Schuhkartons. Es gibt lange, schmale, breite und flache, etwa Stiefelkartons oder niedliche kleine Kartons für Kinderschuhe. Den Karton mit hübschem Stoff beziehen und mit Baumwollbändern verzieren. Man kann Wollreste, Stickgarne, Stick- und Stricknadeln darin aufbewahren. Das Zierkästchen ist jedoch nicht nur für Handarbeitszeit geeignet. Auch im Schrank sieht es hübsch aus, etwa zum Aufbewahren von Strümpfen, Taschentüchern, Handschuhen, Mützen.

Wollkörbchen: Wer Wolle oder Stickgarn verschenken will, wird die Kostbarkeiten nicht einfach in Geschenkpapier wikkeln. Ein billiges Brotkörbchen mit farblich zur Wolle passendem Farblack besprühen und

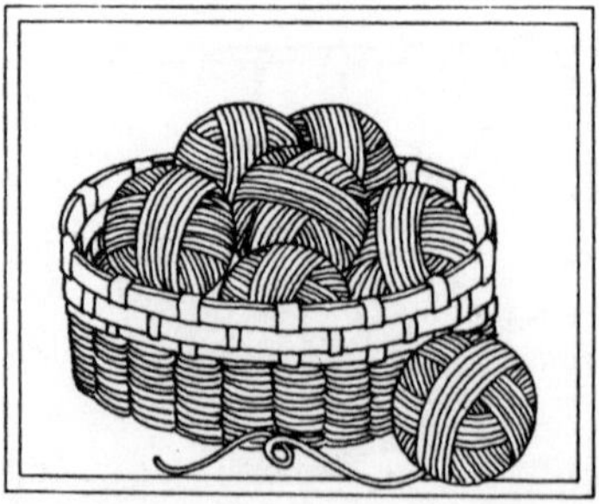

mit Kunststoffblumen oder Taftband verzieren. Die Wollknäuel wie Ostereier hineinsetzen.

Glitzerkästchen: Frag im Tabakgeschäft nach leeren Zigarrenschachteln aus Spanholz. Du kannst sie lackieren und bemalen, mit farbigem Lackpapier oder selbstklebender Folie beziehen oder mit Stoff bespannen. Wer auf dem Deckel Verzierungen anbringen will, etwa Blumen, Pailletten, Glimmer, Spitzenrosetten, sollte den Deckel ein wenig wattieren, damit die Applikationen festgemacht werden können. Viele Kleinigkeiten lassen sich in dem hübschen Kästchen aufbewahren oder verschenken. Nähgarn, Stickgarn, Nadeln, Schmuck, Perlchen, Pailletten, Straß, Knöpfe. Die verzierte Spanschachtel eignet sich auch als Mininähkästchen für die Reise.

Kunterbunt für jeden etwas

- Hausgemachte Creme in schöner Cremedose
- Hübsche Flasche mit parfümiertem Badeöl
- Duftender Körperpuder in der Dose
- Gesichtswasser in hübscher Flasche
- Zusätze für ein Kräuterbad in Stoffsäckchen
- Duftkissen für den Kleiderschrank, gefüllt mit Lavendelblüten
- Gehäkelter Spitzenkragen
- Gestricktes oder besticktes Sofakissen
- Mit Monogramm bestickte Schürze
- Körbchen, garniert mit künstlichen Blumen und Taftbändern, gefüllt mit frischem Obst aus dem Garten
- Satintäschchen für Schmuck
- Hausgemachte Konfitüre in schönem Glas
- Strohkranz, besteckt mit künstlichen Blumen und Schleifen

- Eingelegte Senffrüchte in schönem Glas
- Fächer aus bemaltem Papier
- Gehäkelte Patchworkdecke aus Wollresten
- Spanholzdose, gefüllt mit Kräutertee oder hausgemachten Plätzchen
- Blumenarrangement aus selbstgemachten Papierblumen im Körbchen
- Einfache, weiße Stoffservietten mit schönen Textilfarben färben
- Formschöne Steine als Buchstützen. Man kann sie auch lackieren oder mit Ölfarbe anmalen
- Gehäkeltes Einkaufsnetz aus Baumwollgarn
- Selbstgeflochtenes Brotkörbchen mit hausgemachtem Brot
- Lackierte Seemuscheln, als Bild in einem hochrandigen Kästchen als Schaukasten arrangiert
- Formschöne weiße Teetasse mit dem Namen des Beschenkten beschriften und mit Blümchen bemalen
- Tagebuch mit feinem Umschlag aus Seide, bestickt und mit Perlchen verziert
- Bestickter Gürtel oder Haarband
- Zigarrenschachtel aus Spanholz wird ohne Deckel zum Schaukasten für die Wand. Garniert mit heraushängenden künstlichen Blumen, Lackherzchen, kleinen Kugeln
- Selbstgenähtes Stofftier aus Plüsch
- Gebackener Weihnachtsbaumschmuck aus Lebkuchenteig
- Billige weiße Eierbecher mit Porzellanfarbe bemalen und dekorative Ostereier darin verschenken
- Zweig mit hübsch bemalten Ostereiern behängen und als ›Blumenstrauß‹ übergeben
- Scherenschnittbildchen im Miniaturrahmen
- Formschöne Flasche mit transparenter Glasfarbe bemalen und mit Blumen als Vase verschenken
- Wer kann töpfern? Schalen, Vasen, Figuren, Kannen – viele schöne Geschenke gibt es da zu machen
- Handbemalte oder mit getrockneten Blümchen verzierte Tischkarten

- Collagen. Aufgeklebt aus ausgeschnittenen Fotos, garniert mit getrockneten Blumen, mit Stoffresten, Pailletten. Gut geeignet als ›Erinnerungsbild‹ für einen bestimmten Anlaß
- Puppenhaus-Schaubild im Schuhkarton. Stockwerk hineinkleben, Möbel hineinmalen und Puppenhausbewohner aus Wachs formen
- Samtbändchen als Halsschmuck, verziert mit Straß, Perlchen und Glitzersternchen
- Selbstgemachte Emailblumen als Anstecker

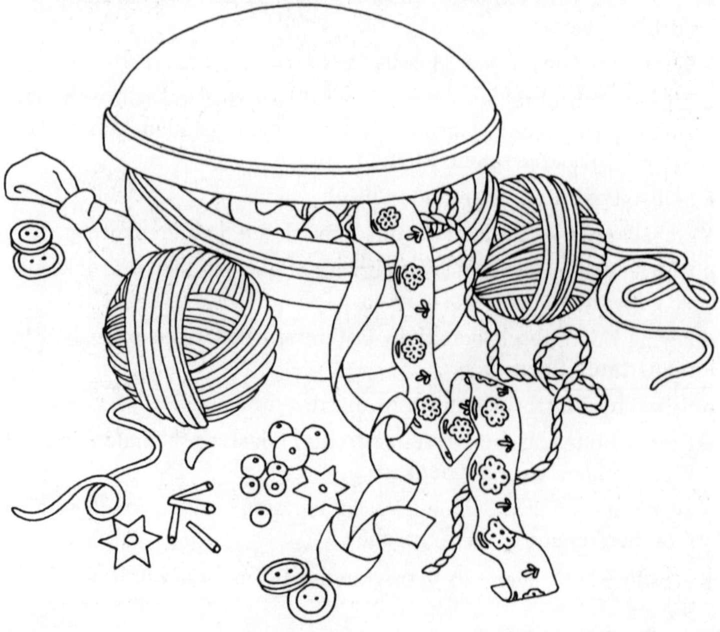